Belabbas Rafik

Fisiologia da reprodução do coelho

Belabbas Rafik

Fisiologia da reprodução do coelho

livro didático

ScienciaScripts

Imprint

Any brand names and product names mentioned in this book are subject to trademark, brand or patent protection and are trademarks or registered trademarks of their respective holders. The use of brand names, product names, common names, trade names, product descriptions etc. even without a particular marking in this work is in no way to be construed to mean that such names may be regarded as unrestricted in respect of trademark and brand protection legislation and could thus be used by anyone.

Cover image: www.ingimage.com

This book is a translation from the original published under ISBN 978-620-6-70157-6.

Publisher:
Sciencia Scripts
is a trademark of
Dodo Books Indian Ocean Ltd. and OmniScriptum S.R.L publishing group

120 High Road, East Finchley, London, N2 9ED, United Kingdom
Str. Armeneasca 28/1, office 1, Chisinau MD-2012, Republic of Moldova, Europe
Printed at: see last page
ISBN: 978-620-7-78986-3

Conteúdo

CAPÍTULO I 2
CAPÍTULO II 8
CAPÍTULO III 17
CAPÍTULO IV 23
CAPÍTULO V 25
CAPÍTULO VI 31
CAPÍTULO VII 36
Referências bibliográficas 43

Introdução

O coelho doméstico (***Oryctolagus cuniculus***) é simultaneamente um animal de laboratório e um animal de produção (carne, pele ou pelo). O coelho é muito prolífico, com períodos de gestação e de lactação curtos e uma taxa de produção que pode atingir 61 kg por fêmea e por ano. Tem uma taxa de crescimento rápida e uma carne muito nutritiva (pobre em gordura e colesterol, mas rica em proteínas). Todas estas características fazem do coelho uma espécie zootécnica muito interessante.

A reprodução dos coelhos é uma etapa essencial para a criação de novas raças, para a transmissão dos progressos genéticos e, sobretudo, para o êxito da criação. O modo de reprodução dos coelhos evoluiu consideravelmente, nomeadamente a partir do início dos anos 90, quando a inseminação artificial começou a ser utilizada pelos criadores, sobretudo na Europa. A inseminação artificial contribuiu para alterar a organização da criação nas explorações, na medida em que permitiu o desenvolvimento da criação em monocultura.

Para facilitar a aplicação das biotecnologias (inseminação artificial, sincronização do estro e transferência de embriões) e o melhoramento do desempenho reprodutivo por meios genéticos, é necessário um conhecimento mínimo da fisiologia reprodutiva dos coelhos.

Este livro aborda as características anatómicas, fisiológicas e zootécnicas da reprodução no coelho.

I. O trato genital feminino :

I.1 Anatomia do trato genital feminino :

A organização do aparelho дёпкаl feminino é idêntica à de outros mamíferos. Este aparelho reúne (**Figura 1,2,3**):

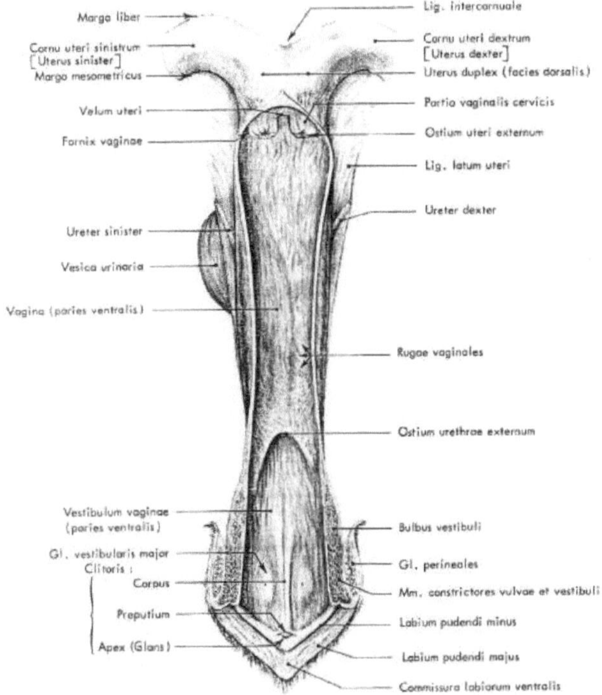

Figura 1: O aparelho дёпН^ do coelho.

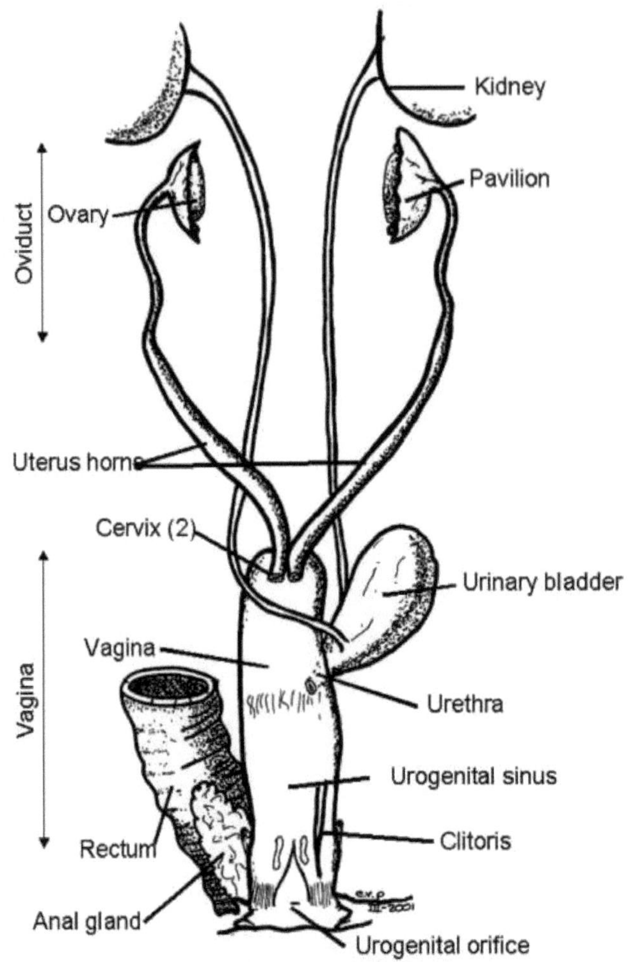

Figura 2: Apresentação esquemática do trato genital feminino.

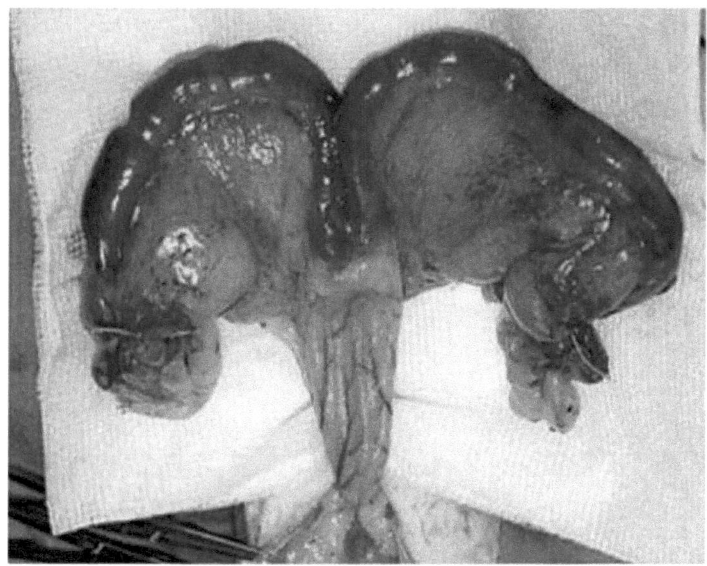

Figura 3: Fotografia de um dispositivo дёпка1 feminino.

- **Ovários :**

Os ovários, que são dois, são ovóides e atingem 1 a 2 cm na sua maior dimensão (**Figura 4**). É neles que são preparados os gâmetas femininos.

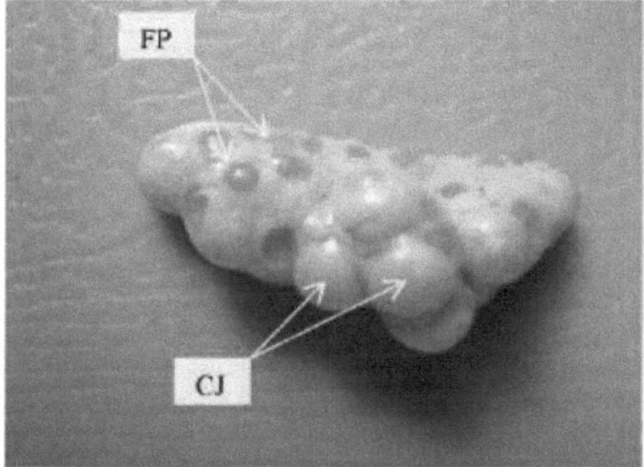

Figura 4: Ovário de uma coelha grávida (**FP:** folículos pré-ovulatórios; **CJ**: corpos amarelos).

- **Oviductos :**

Estes são pequenos ductos com 10 a 16 cm de comprimento, compostos pelo pavilhão, ampola e istmo e 1oca1isës sob cada ovário.

> *O pavilhão* é em forma de cálice, muito dëve1oppë, e recolhe o óvulo no momento da postura dos ovos.

> *A ampola* é o local da fëcondação. A lumiëre deste tubo contém numerosas células ^Hëcв que permitem o transporte dos gametas.

> *O istmo* é um ducto muito mais estreito, revestido por muco e células sëcrëtricas, mas com muito menos células ciliadas. Abre-se no corno uterino ao nível da junção útero-tubal.

- O útero :

Embora externamente os cornos uterinos estejam unidos na sua parte posterior num único corpo, na realidade existem dois úteros independentes com cerca de 7 cm, que se abrem sëparëmentalmente através de dois ductos cervicais para a vagina, que tem 6 a 10 cm de comprimento. O conjunto é suportado pelo ligamento largo, que tem quatro pontos principais de fixação sob a coluna vertebral.

1.2. O desenvolvimento das gónadas :

Após o nascimento, o desenvolvimento dos ovários é muito mais lento do que o do resto do corpo. Observa-se uma aceleração a partir dos 50 a 60 dias (**Figura 5**). [eme]Os folículos primordiais aparecem a partir dos 13 dias após o nascimento e os primeiros folículos antrais por volta dos 65 a 70 dias.

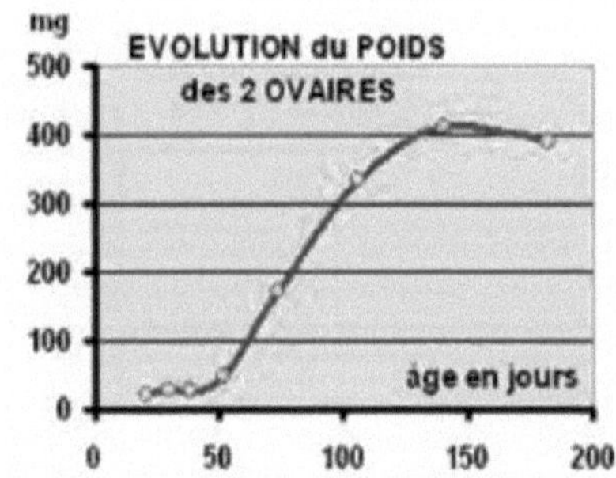

Figura 5: Alterações no peso dos dois ovários.

1.3. Sexagem :

A sexagem é uma etapa essencial para separar os juvenis de sexos diferentes ou para formar pares na altura da reprodução. No macho, observa-se um pénis curto apontando para trás, enquanto que na fêmea, uma vulva bastante proeminente pode imitar um pequeno pénis, mas está dividida, enquanto que a abertura da bainha do macho é circular (**Figura 6**).

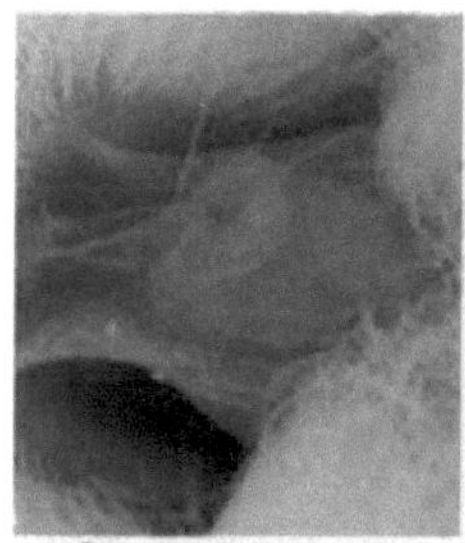

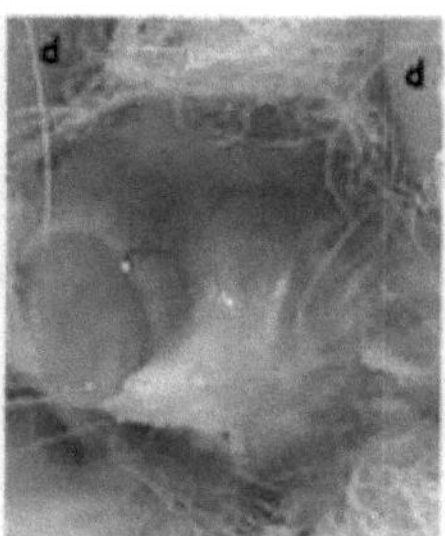

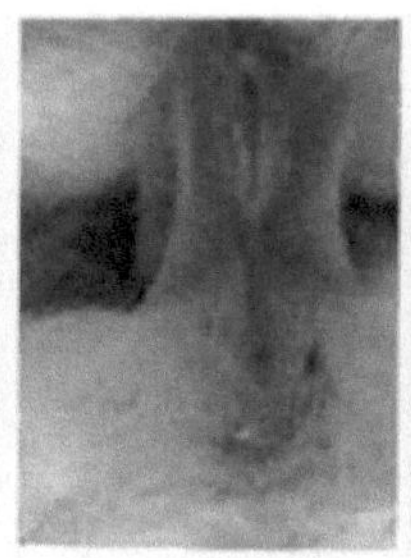

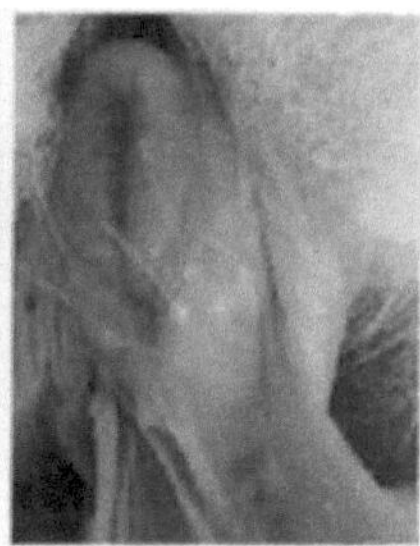

Figura 6: Sexagem em coelhos.

CAPÍTULO II

II. Atividade sexual em coelhos :

II.1. Puberdade e idade da primeira hemorragia :

II.1.1. Puberdade :

A puberdade deve ser considerada no seu sentido дёгёпёгаl, incluindo todas as alterações morfológicas, fisiológicas e comportamentais que ocorrem no indivíduo em crescimento. No coelho, a puberdade é atingida por volta dos 3 a 7 meses de idade. A idade da puberdade, ou seja, a idade em que o acasalamento leva à ovulação pela primeira vez, é mal definida e depende de uma série de factores:

- **Raça**: A precocidade parece ser melhor nas raças pequenas e médias (4 a 6 meses) do que nas raças grandes (5 a 8 meses).

- **Desenvolvimento do corpo**: Quanto mais rápido for o crescimento, maior é a precocidade. A maioria das fêmeas são pubëres assim que atingem 75% do seu peso adulto, mas é prëfërable esperar até que tenham atingido 80% desse peso.

- **Dieta**: A restrição alimentar ou uma dieta pobre durante o período de crescimento atrasará a puberdade.

- **Fotoperíodo**: As fêmeas nascidas no outono, que consequentemente atingem a puberdade na primavera, são mais precoces do que as fêmeas nascidas na primavera. Para além disso, a exposição a um prolongado período de claridade favorece o início da puberdade e amplifica o comportamento restral.

II.1.2. Idade do primeiro acasalamento :

O primeiro acasalamento deve ter lugar quando o animal apresenta uma conformação física e uma maturidade sexual correspondentes à raça a que pertence. No entanto, este acasalamento é muitas vezes antecipado, com o objetivo de explorar o animal de forma mais vantajosa e também para evitar que engorde excessivamente. Muitos criadores e especialistas preferem basear a sua apreciação da aptidão para a reprodução no peso do animal e não na sua idade. O peso deve representar mais de 80% do peso ótimo para um adulto. No entanto, a idade da maturidade sexual varia de raça para raça, sendo que as raças gigantes amadurecem frequentemente mais tarde. As primeiras aceitações de machos podem ter lugar a partir das 13 a 14 semanas de idade em raças médias, mas é aconselhável evitar a reprodução de animais demasiado jovens ou insuficientemente desenvolvidos (não antes das 16-17 semanas).

II.2. l/restrição e o ciclo do estriado :

O ciclo estral é o intervalo de tempo entre 2 consëcutifs restrus nos ciclos femininos. É específico para cada espécie (21 dias nas vacas, 17 a 18 dias nas ovelhas). A coelha, por outro lado, não tem um ciclo estral com cios regulares durante os quais a ovulação ocorre espontaneamente. Considera-se que estão em estro mais ou menos permanente, e só ovulam se houver um coito. Esta situação é conhecida como ovulação induzida. A duração do estro ou do diestro varia de uma coelha para outra; algumas podem estar em estro efetivo durante 28 dias consecutivos, enquanto outras podem estar em estro apenas durante 2 dias em 4 semanas (**figura 7**).

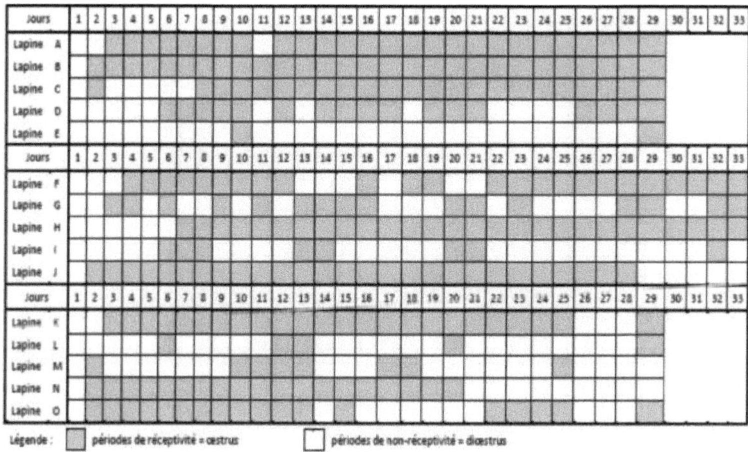

Figura 7: Rëceptivitë e aceitação do macho em coelhas pubëer nulíparas.

11.2.1. Os componentes do comportamento sexual :

Nas fêmeas dos mamíferos, podemos distinguir três componentes do comportamento sexual:

- *A fase de atração*: I . A atração é o conjunto de sinais que orientam o macho para a fêmea ou, mais simplesmente, é definida como a atração do macho pela fêmea (**Figura 8**). Foram identificadas feromonas que actuam como atractivos sexuais.

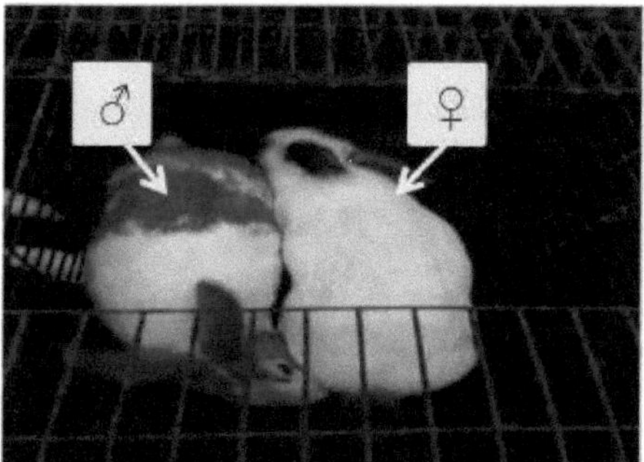

Figura 8: A fase de atração.

* ***A fase pré-copulatória***: corresponde à proceptividade na fêmea. Descreve a procura ativa do macho pela fêmea. Inclui todos os comportamentos dirigidos ao macho e que têm por efeito estabelecer ou manter a interação sexual (**figura 9**). A fêmea marca diferentes objectos com secreções do queixo. O macho e a fêmea tentam farejar-se mutuamente e perseguem-se virando-se rapidamente. A proceptividade é também marcada por um aumento da atividade motora da fêmea. A fêmea circula à volta do macho, levantando e abanando a cauda lateralmente (**figura 9**).

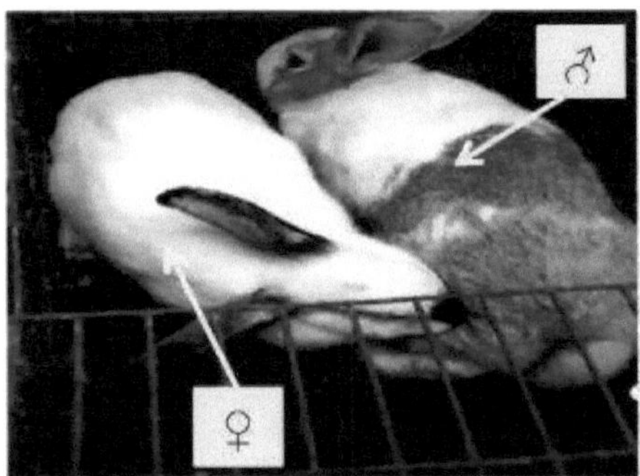

Figura 9: A fase pré-copulatória.

* ***Recetividade***: é o principal indicador de cio. Qualifica o estado da fêmea que aceita o acasalamento. No momento da sobreposição, o macho efectua movimentos pélvicos que estimulam a fêmea. A fêmea adopta rapidamente uma posição particular, denominada lordose, caracterizada pela curvatura convexa do seu trem amargo (**Figura 10**).

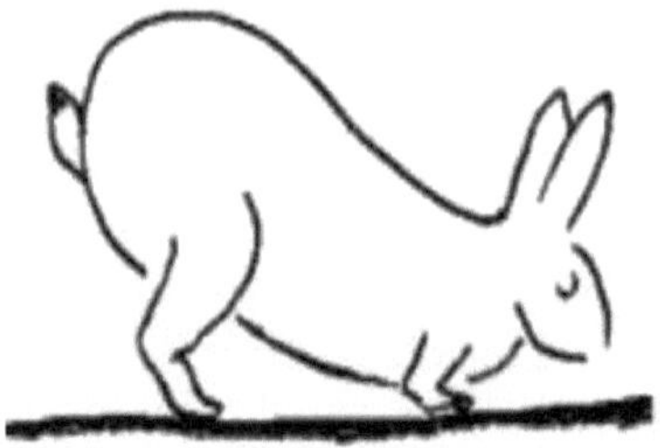

Figura 10: A posição de lordose.

A fêmea apoia-se sobre o ventre, levantando ligeiramente os quartos traseiros para facilitar a sua deslocação.

intromissão (**Figura 11**).

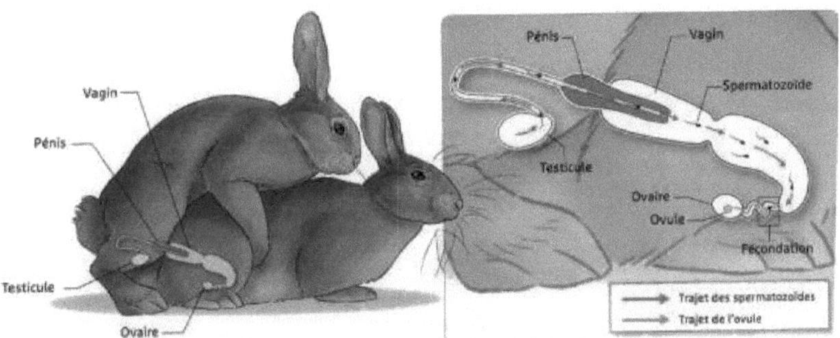

Figura 11: Acasalamento em coelhos.

A posição de lordose é um reflexo motor inato herdado pelo hipotálamo. No entanto, durante o estro, os restrogénios quebram esta inibição e, assim que o macho monta a fêmea, os estímulos tácteis nos flancos e na garupa desencadeiam a contração reflexa dos músculos, provocando a curvatura da coluna vertebral (**Figura 12**).

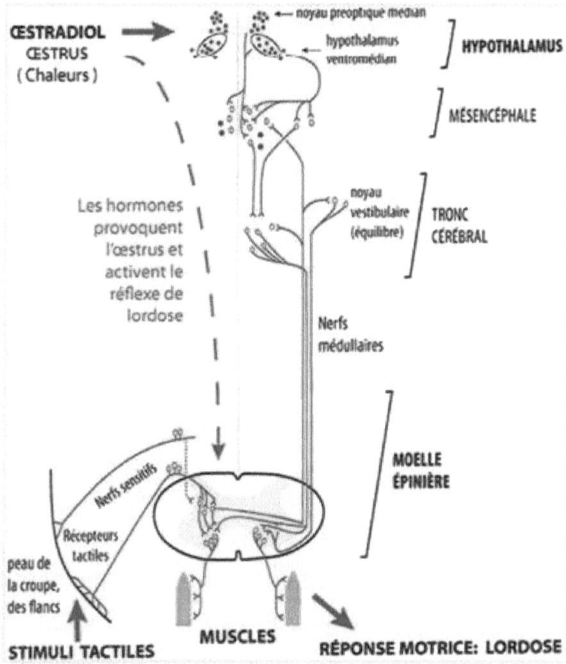

Figura 12: Organização neural da lordose.

Por outro lado, se a fêmea estiver em direstrus ou não for recetiva, recusar-se-á a acasalar e encolher-se-á num canto da gaiola ou tornar-se-á agressiva para com o macho.

11.2.2. Alterações morfológicas associadas ao estro :

A recetividade é a relação com as alterações morfológicas da vulva. Foram descritas quatro cores de vulva, ligadas ou não a um estado de turgidez, em coelhos: branca, cor-de-rosa, vermelha e violeta (**Figura 13**). A aceitação masculina era mais elevada quando a vulva era vermelha e túrgida, e mais baixa quando a vulva era branca e não túrgida. Além disso, a turgidez da vulva aumentou significativamente a taxa de recetividade para todas as cores de vulva.

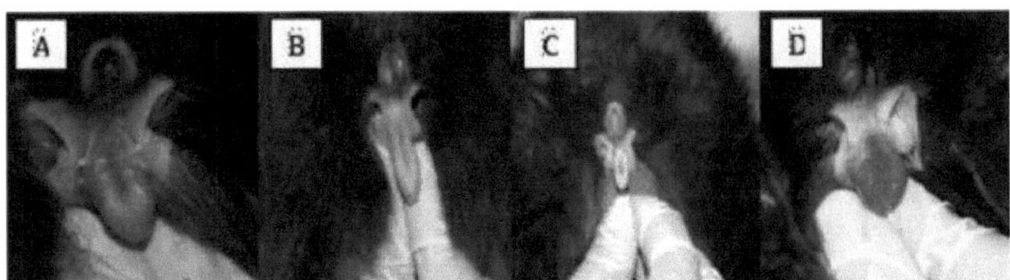

Figura 13: Aspectos da vulva na coelha fêmea. **A**: rosa túrgido; **B**: branco túrgido;

C: branco, não túrgido; **D**: vermelho, túrgido

Durante o estro, são segregadas grandes quantidades de restrogénio, causando hiperémia dos lábios vulvares e intensificando a cor e a tumefação da vulva. A injeção de restrogénios numa coelha ovariectomizada aumenta o fluxo sanguíneo para o trato genital. Os restrogénios induzem a vasodilatação relaxando as fibras musculares lisas dos vasos sanguíneos (ligando-se aos seus receptores membranares). Sob a ação dos restrogénios, as células endoteliais libertam óxido nítrico ou monóxido de azoto, que relaxa as fibras musculares lisas.

11.2.3. Controlo do frestrus em coelhos:

O restrus está relacionado com a fase ëvolutiva da folUculogënëse. As células da teca interna que rodeiam cada folículo pré-ovulatório, sëcretam restrogénios em proporção à sua massa. O nível circulante dessas hormonas é, portanto, apenas ëкyë quando um número suficiente de folículos maduros está presente no ovário. Além disso, a ooforectomia bi^ral abole o comportamento sexual em coelhos.

11.2.3.1.   Controlo ovárico do estro :

- Foliculogénese desde a conceção até à puberdade (Figura 14):

[eme]*No dia 16 do desenvolvimento embrionário*, a diferenciação sexual é estabelecida. Ao contrário da maioria dos mamíferos (ovelhas, vacas, ...), o estoque de folículos primordiais no coelho não é esgotado durante a vida fetal, mas se estabelece durante o período ^onatal (primeiras semanas após o nascimento). O coelho nasce com gónadas imaturas contendo apenas oogónios. [emeeme]Estas células multiplicam-se com intensa atividade mitótica entre 16 e

18 dias *após o nascimento.*

A ***partir do primeiro dia após o nascimento***, a entrada em prófase da primeira divisão mëiótica corresponde à diffèrenciação da ovogónia em oócitos na fase de vësícula germinal (GV).

^{eme}Aos 14 dias após o nascimento, o stock de oócitos é definido. Nesta altura, o tamanho da reserva folicular foi determinado e irá diminuir progressivamente durante a vida do animal (atresia ou ovulação).

^{eme}Por volta dos 20 dias após o nascimento, todos os oócitos estão bloqueados no estágio diplóteno da prófase I e estão predominantemente na forma de folículos primordiais. Os sinais que induzem o crescimento de folículos primordiais quiescentes ainda são pouco compreendidos e resultam na formação de folículos primordiais com uma camada de células foliculares periféricas ovóides. O crescimento folicular continua então progressivamente até à formação da cavidade antral ou antro, que aparece, como na maioria dos outros mamíferos, quando o folículo atinge um diâmetro de aproximadamente 200 pm. Os primeiros folículos secundários, terciários e antrais aparecem, respetivamente, às 4, 8 e 12 semanas após o nascimento. Nesta fase, o aparecimento dos primeiros folículos do antro não marca o estabelecimento da puberdade na coelha, porque a imaturidade das estruturas ováricas e do sistema hormonal não permite que estes folículos se desenvolvam até à fase pré-ovulatória.

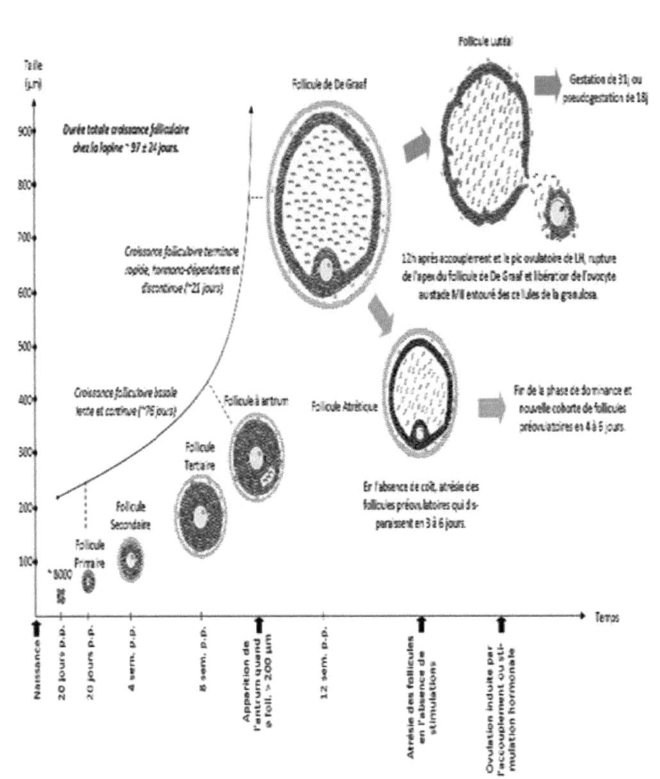

Figura 14: Diagrama esquemático da foliculogénese no coelho.

"Foliculogénese na fêmea púberes:

O coelho é um animal que não produz folículos continuamente maduros que se tornam atréticos se a ovulação não for induzida. Estudos histológicos rëalisëes no coelho mostraram a existência de 5 tipos de folículos na ausência de acasalamento (**Tabela 1**):

Tabela 1: As diferentes classes de folículos ováricos.

Tipos de folículos	Características histológicas
Folículo primordial	[er]Formado por uma camada de células foliculares achatadas, com menos de dez células em torno de um oócito I bloqueado na prófase da 1 divisão meiótica.
Folículo primário	Tem uma única camada de células foliculares com uma forma cúbica chamada granulosa

Folículo secundário	Existem duas a quatro camadas de células cúbicas à volta do oócito e, nesta fase, aparece a zona pelúcida.
Folículo terciário ou antral (cavitário).	Formação de quatro a cinco camadas de células foliculares e aparecimento de uma pequena cavidade antral.
O grande folículo antral conhecido como folículo De Graaf	Tem mais de cinco camadas de células da granulosa e contém uma grande cavidade ou antro. O oócito é empurrado para a periferia e a granulosa está organizada na membrana granulosa que assenta na lâmina basal de Slavjanski e na corona radiata e no cumulus oophorus em torno do oócito II.

No coelho púbere, existem duas fases no desenvolvimento do folículo. O crescimento folicular basal (independente das secreções gonadotrópicas) e o desenvolvimento folicular terminal, que depende das gonadotrofinas, incluindo a FSH, que promove a multiplicação das células da granulosa e, por conseguinte, o crescimento do folículo.

Assim que o antro aparece, o oócito I maduro entra na sua fase de maturação e transforma-se em oócito II. O número de folículos maduros é relativamente constante entre indivíduos, sendo provável que, em qualquer altura, se desenvolvam 8 folículos até à ovulação. Na ausência de estimulação, os folículos maduros presentes na superfície do ovário têm um tempo de vida de 7 a 10 dias ou de 3 a 6 dias, antes de regredirem por atresia. Após a dëgënëration folicular, a taxa de restrogënes diminui e a coelha deixa de ser recetiva. A fase do "dioestro" corresponde, portanto, à fase de dëgënëration dos folículos. Em teoria, dura de 1 a 4 dias.

11.2.3.2. Controlo hormonal do estro :

Várias hormonas estão envolvidas no controlo do estro no coelho:

Estrogénios: termo utilizado para descrever qualquer substância com atividade hormonal que estimule o desenvolvimento e a função dos órgãos femininos. Os restrogénios são necessários para a recetividade sexual no coelho e a imunização contra o 17-в restradiol impede o estro. São segregados pelos ovários (17-B-restradiol e restrona), mas também pela placenta durante a gestação (restriol). No ovário, os restrogénios são segregados pelas células do lábio interno dos folículos. Os seus níveis circulantes dependem portanto do desenvolvimento folicular. Em coelhas ovariectomizadas, a administração de benzoato de restradiol restabelece a lordose, o comportamento de exibição e a marcação pelas glândulas do queixo. Estes comportamentos resultam da ação do restrogénio na zona ventro-lateral do hipotálamo.

Progesterona: Após a ovulação, sua liberação pelos ovários na corrente sanguínea é possibilitada pela revolução folicular, em particular pela penetração de vasos sanguíneos entre as células da granulosa durante a formação dos corpos lúteos. A partir de meados da gestação, a progesterona também é sëcrëtëed pela placenta. Em coelhos, a progestërona inibe o crescimento folicular e a atividade estëroidogënea do ovário. Ao contrário do que foi descrito em ratos e camundongos, em coelhos a progesterona não tem efeito estimulante sobre o comportamento sexual e seu nível sanguíneo é muito baixo durante o estro. A injeção de progesterona num coelho ovariectomizado inibe a lordose e a marcação pelas glândulas mentonianas.

Androgénios: **Uma** família de hormonas esteroides com um efeito masculinizante. Nos coelhos, são sintetizados pela teca interna dos folículos ovarianos, pelas glândulas intersticiais do ovário e pelas suprarrenais. Na coelha ovariectomizada, os androgénios provocam o aparecimento do comportamento de cio. Além disso, a imunização ativa contra a testostërona inibe o início da recetividade sexual. O efeito dos androgénios na recetividade sexual resulta da sua aromatização em restrogénios.

III. Reprodução e ovulação:

III.1. 1. Criação:

O acasalamento tem lugar na gaiola do macho e não o contrário: caso contrário, ela pode ser muito agressiva no seu território e causar-lhe ferimentos graves. Fora do seu território, o macho tende a passar o seu tempo a marcar tudo à sua volta, em vez de se ocupar da fêmea. Se a fêmea estiver recetiva e o macho for sexualmente ativo, o tempo de acasalamento é de cerca de 10 a 20 segundos. A fêmea pára quando o macho tenta montá-la e adopta a posição de lordose. O acasalamento é muito rápido, acompanhado de um grito do macho, que se retira rapidamente e se atira para o lado após a ejaculação (**Figura 15**).

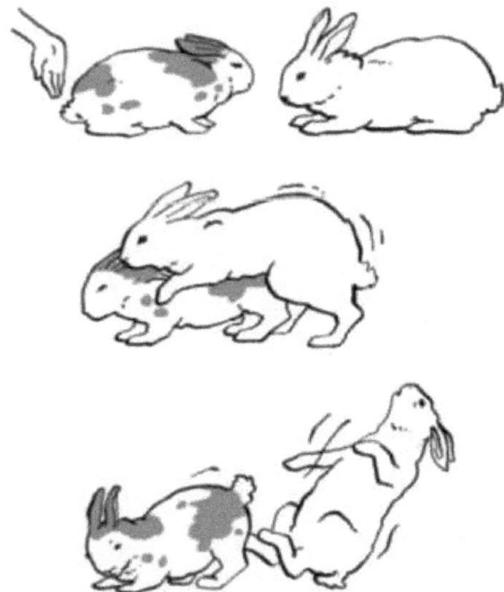

Figura 15: Acasalamento em coelhos.

A frequência de utilização do macho influencia o volume, a motilidade, a concentração e a viabilidade do esperma. [6]Quando o macho é utilizado à razão de uma cobrição por dia, o volume do ejaculado diminui de 0,79 para 0,54 ml, a sua concentração diminui de 286,14 x 10 para 231,66 x 106/ml e a percentagem de espermatozóides vivos de 78,6% para 73,2% em comparação com a utilização à razão de uma cobrição de 3 em 3 dias. Vários autores referem que, em princípio, cada criador só deveria efetuar três cobrições por semana, com um dia de repouso após cada cobrição.

III.2. 2. Ovulação :

Em espécies com ovulação espontânea, um aumento crescente de restrogénios para além de uma concentração limite exerce um controlo de feedback positivo no hipotálamo, induzindo a ovulação através do eixo hipotálamo-hipófise-gonadal. Em contraste, no coelho, uma espécie com ovulação induzida, não existe esse feedback. A produção de restrogénios apenas afecta o comportamento sexual do coelho. No coelho, a ovulação é um reflexo neuroendócrino induzido por estímulos associados ao acasalamento ou pela utilização de hormonas exógenas. A ovulação pode também ser desencadeada por estímulos mecânicos, por sobreposição entre fêmeas ou com um macho esterilizado. A ovulação envolve duas vias diferentes: a via aferente, que transmite os estímulos associados ao acasalamento ao sistema nervoso central através do sistema nervoso, e a via eferente, que, através da via humoral, permite que a maturação dos oócitos (maturação nuclear) se complete e a ovulação ocorra (**Figura 16**).

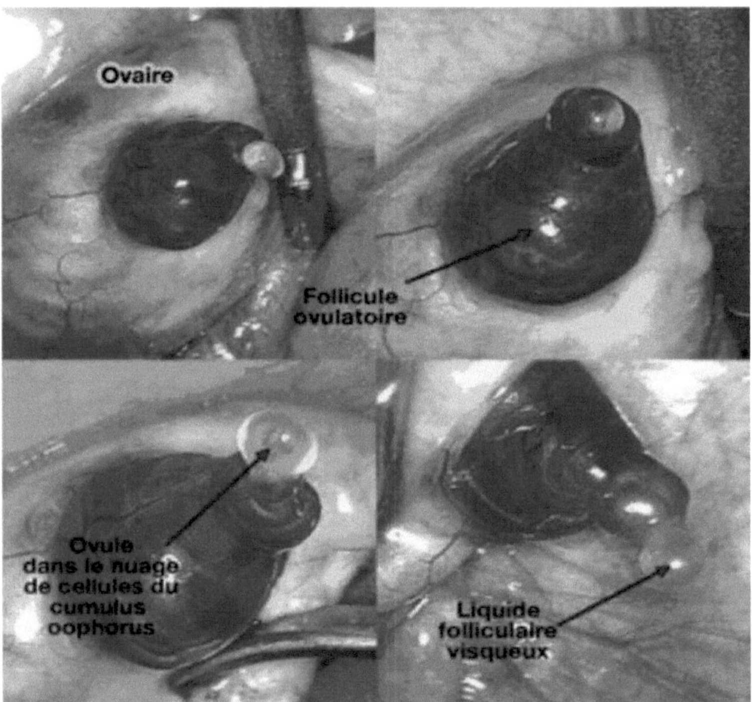

Figura 16: Mecanismo de ovulação e rutura folicular.

• **A faixa relacionada :**

O acasalamento provoca o envio de estímulos sob a forma de 2 informações através de vias nervosas diferentes:

> Mensagens eróticas, provavelmente reflectindo a qualidade do tribunal.

> Informações específicas do acoplamento.

O impulso nervoso resultante é transmitido para o cérebro e depois para o rinencéfalo, que também integra outros tipos de mensagens internas (concentração de estróides, por exemplo) e externas (olfactivas, feromonas, gustativas, visuais, auditivas). Finalmente, a ordem é transmitida ao hipotálamo, que converte as mensagens eléctricas em mensagens hormonais.

* **A via eferente :**

Os impulsos sensoriais, induzidos pela cópula - estimulação vaginal e cervical - são enviados através de uma via nervosa ascendente para o hipotálamo, onde desencadeiam uma libertação de GnRH que ocorre 20 a 40 minutos após o acasalamento (**Figura 17**). Os neurotransmissores envolvidos são a noradrenalina e a acetilcolina.

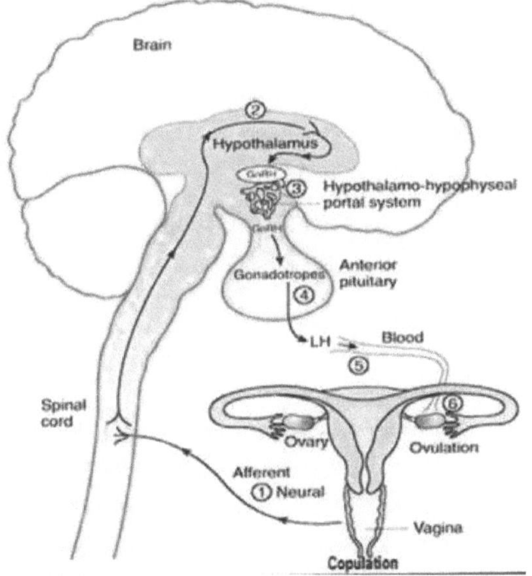

Figura 17: O reflexo neuroendócrino da ovulação.

A GnRH chega quase imediatamente à hipófise através do sistema portal hipotálamo-hipofisário (baixa concentração no sangue para evitar a diluição da hormona) (**figura 18**). Esta molécula é segregada em impulsos regulares e de baixa amplitude durante o estro. No entanto, durante o acasalamento, a descarga de GnRH aumenta 40 vezes.

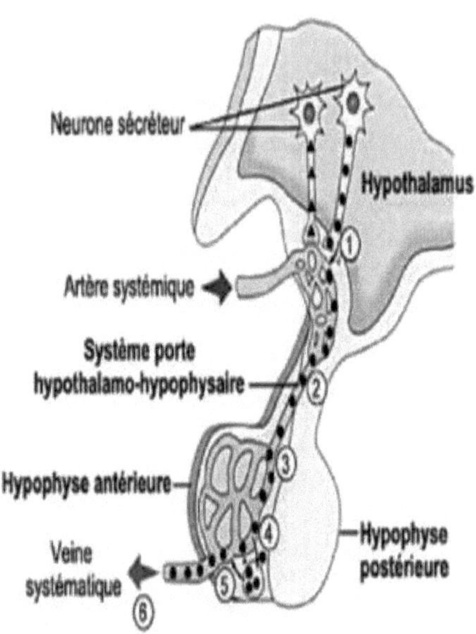

Figura 18: O sistema portal hipotalâmico-pituitário.

A GnRH actua na parte anterior da glândula pituitária, que por sua vez liberta 2 gonadotrofinas:

> *LH*: molécula glicopeptídica constituída por cerca de 200 aminoácidos. O seu pico
é observada cerca de 2 horas após o coi't, tornando-se baixa após 12 horas.

Permite a maturação dos grandes folículos do antro e desencadeia a postura ovulatória de ovos cerca de 10 a 12 horas após o coito. Após a ovulação, uma cicatriz chamada "estigma", correspondente à rutura das camadas përiphëric e às reações inflamatórias associadas à ovulação, permanece visível na parte apical dos folículos ovulatórios (**Figura 19**). O número de óvulos produzidos pelos ovários esquerdo e direito é comparável durante a mesma ovulação. Além disso, a LH é responsável pela elevação dos progestagénios no sangue.

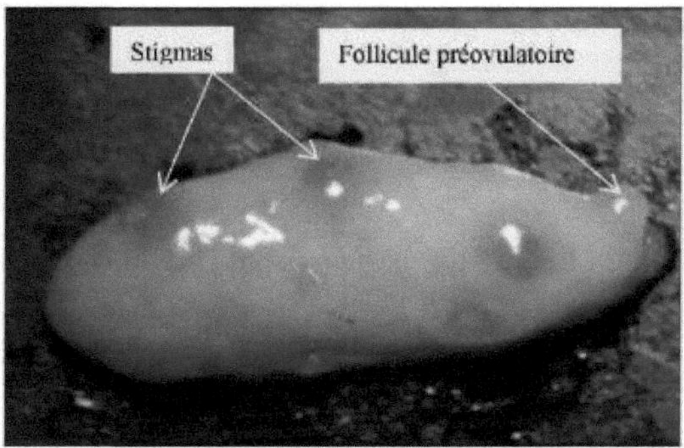

Figura 19: Os estigmas ou pontos de ovulação num ovário de uma coelha fêmea.

> *FSH*: molécula glicopeptídica constituída por cerca de 200 aminoácidos. [ereme]O desenvolvimento pós-coital é bifásico, com o pico 1 sincronizado com a LH e o pico 2 cerca de 24 a 48 horas após o coito (**figura 20**). O papel da FSH no coelho é essencialmente o de desencadear o recomeço da meiose até à metáfase II. O pico 2 da [eme]FSH é responsável pelo recrutamento e desenvolvimento dos folículos em crescimento e estimula a síntese de restrogénios (que têm uma ação luteotrófica no coelho e mantêm a atividade dos corpos lúteos).

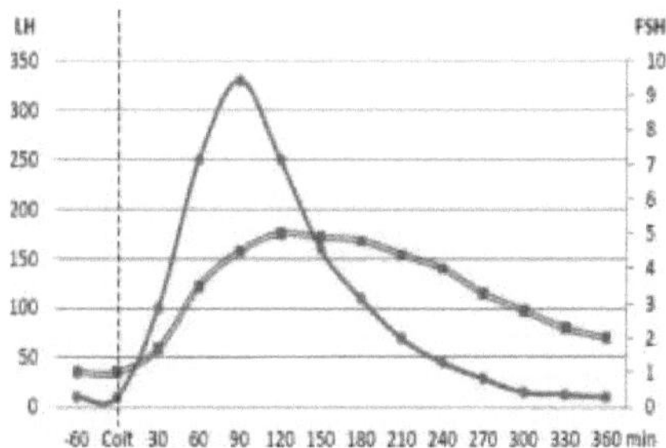

Figura 20: Níveis plasmáticos pós-coorte de LH e FSH.

Além disso, no minuto seguinte ao acasalamento, os níveis de oxitocina aumentam enquanto os níveis de prolactina diminuem (**Figura 21**). Observa-se uma descarga dupla de ocitocina. [ereeme]A descarga 1 é síncrona com a de LH e FSH, a 2 ocorre 5 horas após o coito. A função desta descarga de ocitocina parece ser a de permitir que os espermatozóides atravessem o colo uterino e comecem a progredir para o útero. O acasalamento também induz uma libertação rápida e significativa de prolactina. Esta é concomitante com a libertação de LH. Esta ajuda a manter um estado de progesterona favorável à implantação, estimulando a esteroidogénese nos corpos lúteos.

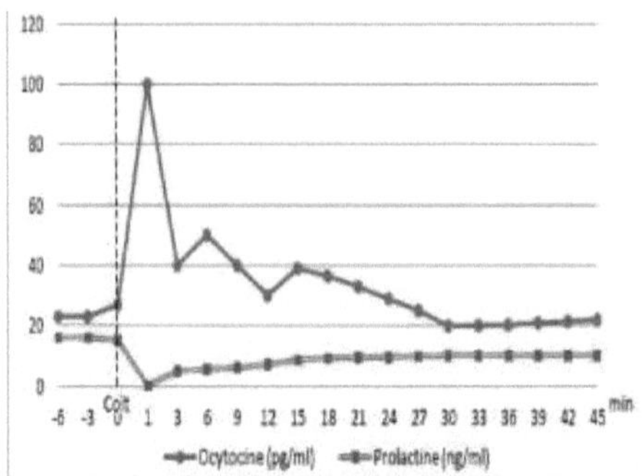

Figura 21: Níveis plasmáticos pós-coito de oxitocina e prolactina.

Estudos recentes realizados em lamas e alpacas demonstraram que a ovulação é induzida não só pelo acasalamento mas também por um fator presente no plasma seminal. Com efeito, a injeção de 2 ml de plasma seminal por via intramuscular nestes animais provoca um pico de LH plasmática 75 minutos após o tratamento e provoca a ovulação em mais de 90% dos casos.

CAPÍTULO IV

IV. Fisiologia pós-ovulatória :

IV.1. Afluxo de espermatozóides :

Assim que são libertados, os ovócitos são "aspirados" pelos pinos do oviduto e podem ser fecundados, com uma fecundidade máxima entre as 12 e as 15 *horas após o coito (p.c.)*, antes de diminuir gradualmente até às 19 horas após o *coito, altura em* que os ovócitos começam a degenerar. Os espermatozóides depositados na parte superior da vagina atravessam o colo do útero de forma autónoma. Os movimentos musculares da vagina também podem ajudar os espermatozóides a atravessar o colo do útero. Dos 150 a 200 milhões de espermatozóides ejaculados, apenas 2 milhões (1%) estarão presentes no útero, encontrando obstáculos principalmente no seu caminho até ao colo uterino e à junção utero-tubal.

O tempo que os espermatozóides levam para atingir a parte distal da ampola varia de acordo com os autores, indo de 30 minutos após o coito até 8 horas *p.c.* No útero, os espermatozóides entram em contacto com as secreções uterinas, que formam um meio líquido favorável à sua progressão. Isto é assegurado pelas contracções musculares do útero. O nível das hormonas que circulam na coelha tem uma influência direta no sucesso da fecundação: o estrogénio favorece a subida dos espermatozóides para o útero, enquanto a progesterona inibe a sua passagem para o colo do útero. As prostaglandinas estão também envolvidas na promoção das contracções musculares do útero. A libertação de oxitocina permite que os espermatozóides atravessem o colo do útero e comecem a progredir para o útero.

IV.2 Reforço das capacidades :

O espermatozoide proveniente da cauda do epidídimo ou do ejaculado só pode expressar a sua fecundidade após uma permanência de várias horas no trato genital da fêmea. As transformações que o espermatozoide deve sofrer para adquirir a capacidade de fecundar um ovócito são conhecidas como capacitação. Esta dura entre 5 e 15 horas e ocorre em contacto com o líquido uterino e nos ovidutos, induzindo alterações superficiais que permitem aos espermatozóides aderir à membrana vitelina do óvulo. Apenas 1% dos espermatozóides iniciais sobrevivem e passam pela capacitação. Depois, apenas cerca de vinte por ovócito atingem rapidamente a ampola, geralmente 1 hora e 30 a 2 horas após a emissão do ovócito. A penetração de um espermatozoide provoca o endurecimento da zona pelúcida, pelo que não é possível a penetração de polispermia.

IV.3. Descida do óvulo e fecundação :

O transporte do óvulo para a ampola ocorre em poucos minutos e depende de contracções musculares e batimentos ciliares que são controlados pelo restradiol sëcrëtë dos folículos rompidos. A fertilização ocorre na ampola do oviduto aproximadamente 12 a 14 horas após o coito. Na ausência de oócitos, os espermatozóides mantêm a fecundabilidade máxima entre 10 e 18 h *p.c.* Todos os embriões estão presentes no istmo do oviduto 24 horas após o coito. Os embriões completaram o seu primeiro ciclo celular às 26 h a.c., e depois continuam a dividir-se até atingirem os estádios de 4 células (26-32 h a.c.), 8 células (32-40 h a.c.), 16 células (40-47 h a.c.) e 8 células (40-47 h a.c.).

p.c.), mórula (47-68 h *p.c.*) e blastocisto (68-76 h *p.c.*) (**Figura 22**).

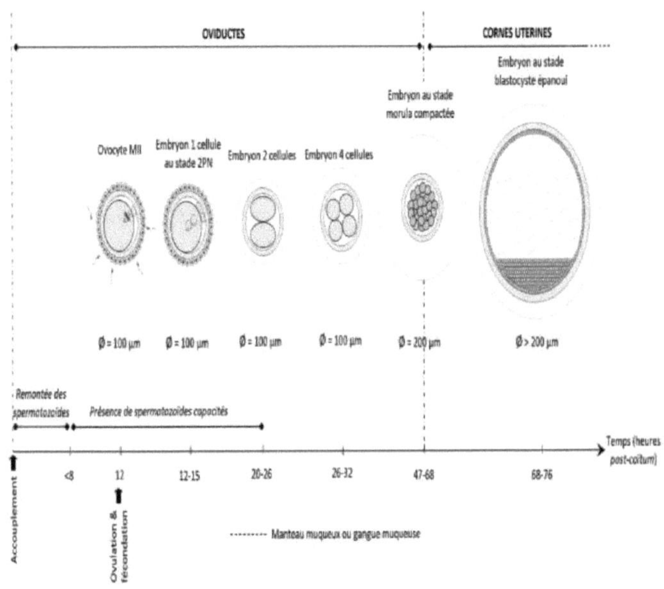

Figura 22: Desenvolvimento embrionário do coelho.

A sobrevivência do embrião depende das duas camadas extracelulares que o envolvem: a zona pelúcida, que é a camada mais interna. É formada durante a ioliicuiogénese nos ovários e a camada mucosa, que é a camada mais externa. É criada durante a migração do embrião para o oviduto, quando aumenta de 10 pm às 24 horas pós-coito no istmo para 100 pm às 72 horas pós-coito, e desempenha um papel vital na implantação do embrião na parede uterina.

V. Gestação :

V.1 Processo de gestação :

Durante a sua passagem pelo oviduto, o ovo divide-se em blastocistos que chegam ao útero após cerca de 4 a 3 dias e meio, mas a renda uterina só aparecerá entre 5 e 8 dias após o acasalamento, sob a ação da progesterona. [emeeme] Durante os 5 e 6 dias, desenvolvem-se num botão embrionário em forma de disco e num trofoblasto. Nesta fase, o blastocisto fixa-se à mucosa uterina. Inicialmente, forma-se um sincício entre as células do trofoblasto e as do útero, depois formam-se rapidamente os deciduomas à medida que o âmnio se desenvolve. A implantação efectiva ocorre 7 dias após o acasalamento, na fase de blastocisto.

[emeeme]Os corpos lúteos em desenvolvimento começam a segregar quantidades significativas de progesterona, que aumentam regularmente entre 3 e 12 dias após o acasalamento, diminuindo depois rapidamente nos poucos dias que antecedem o parto, enquanto a secreção de restrogénios sofre menores alterações. O corpo lúteo é essencial e permanece até ao fim da gestação. A sobrevivência dos corpos lúteos no coelho está sob o controlo dos restrogénios secretados pelos folículos, eles próprios sob o controlo da FSH e da LH, que têm uma ação lutotrópica. A partir dos 16-18 dias de gestação, a ligação entre a placenta fetal e o dëciduoma é suficientemente frouxa para que a separação seja fácil e, por isso, todas as manipulações devem ser rëalisëes com precaução.

V.2 Perdas embrionárias e fetais durante a gestação :

O tamanho dos portais está longe de ser idêntico ao número de óvulos postos. Esta variação deve-se às perdas embrionárias e fetais que ocorrem durante as várias fases da gestação. Aproximadamente 30 a 40% dos oócitos libertados durante a ovulação morrem em coelhos. A sobrevivência pré-natal é um parâmetro complexo que depende de uma série de eventos que vão desde a maturação dos gâmetas até ao nascimento dos recém-nascidos, nomeadamente a ovulação, a fertilização, a divisão embrionária precoce, a implantação e o desenvolvimento embrionário e depois a fertilização.

No coelho, foram identificados três períodos críticos para a sobrevivência. [emeeme]O primeiro é entre os 8 e os 17 dias de gestação, quando a placenta hemocorial completa o seu desenvolvimento e a nutrição dos alevins começa a estar sob o controlo da placenta. Durante este período, os alevins não são afectados pela capacidade reprodutiva da fêmea. [emeeme]O segundo período é observado entre os 17 e os 24 dias *após o cotilédone*, correspondendo ao período de alongamento uterino, quando a tensão sobre o conceptus esférico é máxima e o fluxo sanguíneo para o útero diminui. Finalmente, o terceiro período é observado durante a última semana de gestação, quando as necessidades ënergéticas para o crescimento fretal aumentam rapidamente, enquanto o consumo de ração diminui durante os dias que antecedem o parto.

> A distribuição da mortalidade durante a gestação :

- **Perdas antes da implantação :**

A mortalidade antes da placentação varia entre 10% e 21%. Durante a fase de pré-implantação, as perdas estão principalmente relacionadas com a viabilidade do embrião (anomalias cromossómicas, desenvolvimento do oócito e do embrião) e com o ambiente uterino e oviductal (composição das secreções uterinas).

- **Perdas durante a placentação :**

Durante o período de placentação, as perdas embrionárias observadas estão mais relacionadas com as características dos próprios embriões do que com as condições do ambiente uterino da coelha. As perdas durante a placentação podem atingir 2%.

- **Perda pós-placentária:**

^{me}O momento crítico para a sobrevivência do feto situa-se entre os 8® e os 17^ dias de gestação, altura em que se dá o desenvolvimento da placenta. De facto, como noutras espécies politóides, as perdas pré-natais observadas durante este período parecem estar ligadas ao desenvolvimento das placentas, ele próprio influenciado pela disponibilidade de espaço (**Figura 23**) ou pela capacidade uterina da fêmea e pela vascularização do útero no coelho. O A sobrelotação do corno uterino em coelhos resulta na aglomeração dos embriões, causando competição entre eles e entre as suas placentas pelo espaço uterino e, consequentemente, uma redução da sobrevivência fetal. A percentagem de mortalidade é geralmente baixa e varia consoante os autores. Em geral, há dois picos de mortalidade após a implantação. ^{emeemeeme}De facto, 66% e 27% das perdas fetais totais são observadas, respetivamente, entre a implantação e o 17º dia de gestação e entre o 18º e o 24º dia de gestação.

O corno uterino

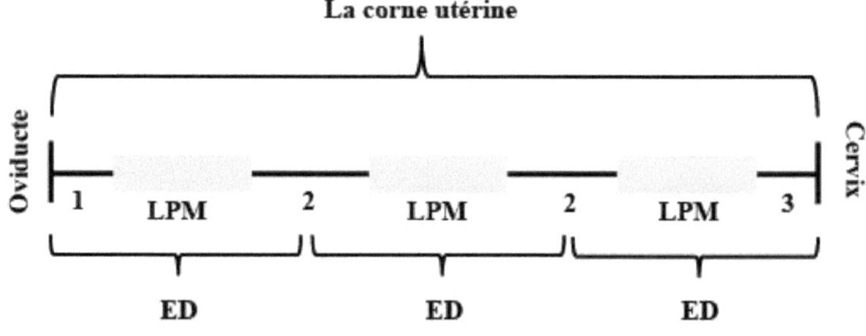

Figura 23: Espaço vital por feto medido no corno uterino.

26

LPM: Comprimento da placenta materna; **ED**: Espaço vital ou espaço disponível para cada feto;

1: Distância entre o topo do corno uterino e a primeira placenta materna; **2**: Distância entre duas placentas maternas adjacentes; **3**: Distância entre o colo do útero e a primeira placenta materna.

placenta.

V.3. Placentação :

Nos mamíferos eutherianos, a placenta é um órgão de transição que assegura as trocas metabólicas entre a mãe e o feto, protegendo-o de forma bastante eficaz contra bactérias e substâncias tóxicas. Tem também uma atividade endócrina que é responsável, no todo ou em parte, pelo equilíbrio hormonal da gestação. [eme]No coelho, forma-se uma placenta em cada junção entre o feto e a parede uterina, sendo que a parte materna se desenvolve primeiro e atinge o seu peso máximo por volta dos 16 dias de gestação. [emeeme]A parte fetal é visível a partir de cerca de 10 dias e o seu peso ultrapassa o da placenta materna a partir de 21 dias de gestação (**figura 24**).

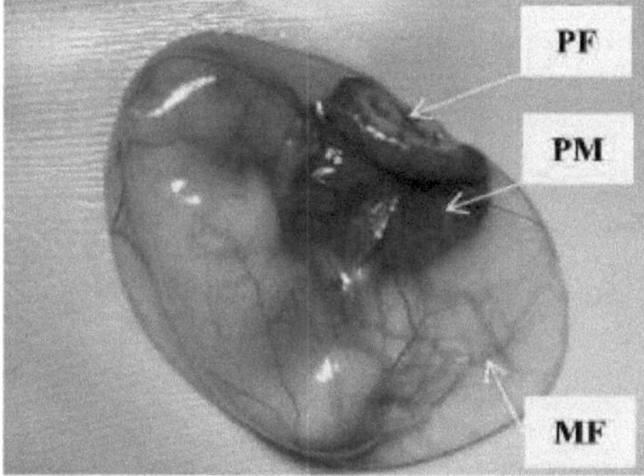

Figura 24: Fretus, membranas fretais e placentas. PF: placenta fetal; PM: placenta materna; MF: membranas fretais.

- Características da placenta no coelho :

A placenta dos coelhos difere da de outros mamíferos domésticos nos seguintes aspectos (**Quadro 2**):

> **Placenta decídua (ou placenta caduca)**: as interdigitações materno-fretais são profundas e ramificadas, resultando em hemorragia associada à perda de tecido no momento do parto.

> **Placenta hemocorial**: o epitélio trofectodérmico está em contacto direto com o sangue materno ao nível dos lagos sanguíneos. As trocas materno-fetais são mais fáceis, pois os nutrientes alimentares passam apenas por três camadas: o epitélio, o tecido conjuntivo e o

endotélio fetal.

> **Placenta discoide**: aparece como uma massa discoide.

Tabela 2: Classificação das placentas de diferentes espécies.

Classificação de acordo com a lesão endometrial		
	Indeciduo	**Decídua**
Ruminantes	+	
Carnívoros		+
Coelho		+
Égua	+	
Classificação de acordo com as variações morfológicas				
	Difusão	**Cotyledonaire**	**Zonaire**	**Discoide**
Ruminantes		+		
Carnívoros			+	
Coelho				+
Égua	+			
Classificação de acordo com as variações estruturais				
	Hemocorial	**Endoteliocorial**	**Sindesmocorial**	**Epiteliocorial**
Ruminantes			+ (Cabra, ovelha)	+ (Vaca)
Carnívoros		+		
Coelho	+			
Égua				+

V.4. Diagnóstico da gravidez :

Para racionalizar a criação, é necessário diagnosticar a gravidez o mais rapidamente possível. O teste de gravidez, que consiste em colocar periodicamente a fêmea na gaiola do macho e esperar a sua reação, não é fiável. De facto, algumas fêmeas aceitam o acasalamento quando estão cheias, outras recusam-no quando não estão. De um modo geral, uma coelha grávida torna-se agressiva e a sua reapresentação a um macho é sempre seguida de uma luta. Para evitar o risco de aborto, são utilizados outros métodos de diagnóstico.

> Diagnóstico da gravidez por palpação abdominal :

O controlo da gravidez é efectuado entre o décimo e o décimo quinto dia após o acasalamento. Nesta fase, os embriões estão suficientemente desenvolvidos para serem detectados através da parede abdominal.

- Técnica:

Para isso, uma mão agarra a pele acima dos rins e levanta os quartos traseiros, a outra mão passa suavemente por baixo do abdómen ao nível da barriga e, com um movimento para a frente e para trás, os embriões são localizados sob a forma de pequenas bolas macias que são escorregadias ao toque em caso de gestação (**Figura 25**). [meme]A palpação antes do dia 10® é ineficaz, e após o dia 15® existe o risco de aborto.

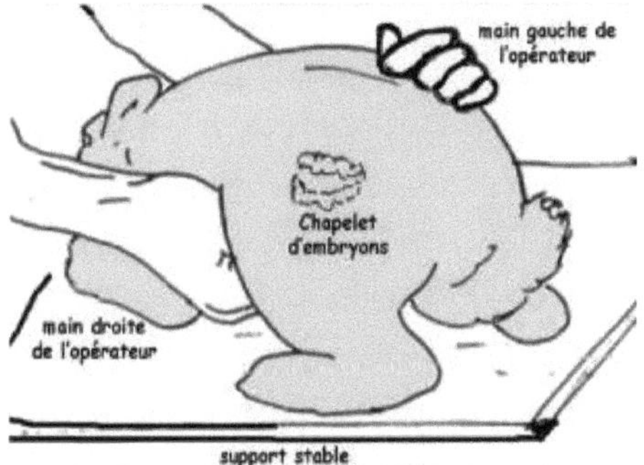

Figura 25: Diagnóstico de gravidez por palpação abdominal.

> Diagnóstico da gravidez por ecografia :

Nos lagomorfos, a ultrassonografia do trato genital é a indicação de eleição. Para além de determinar a presença ou ausência de gravidez, é possível monitorizar com precisão o desenvolvimento fetal. Esta técnica também pode fornecer evidências de certas patologias do sistema reprodutivo (тёйс, pyomëtre). [me]É possível fazer um diagnóstico de gestação por ecografia logo aos 7® dias de gestação através da visualização de vësículas embrionárias (**Figura 26**). [me]Estas vësículas têm aproximadamente 8 mm de tamanho e podem ser contadas a partir do dia 8® . [me]Aumentam gradualmente de tamanho até atingirem 17 mm por volta do 10® dia.

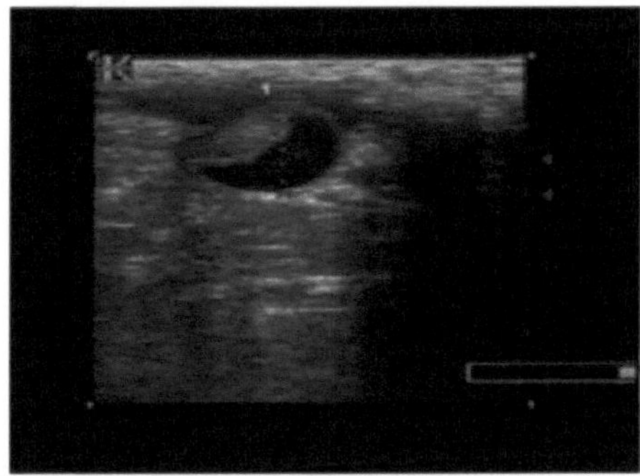

[me]**Figura 26:** A vësícula embrionária no dia 9® de gestação em coelhos.

V.5. Pseudogestação :

Os óvulos depositados podem não se desenvolver, quer devido à falta de condensação (sobreposição entre fêmeas ou qualquer outra estimulação da ovulação sem esgotamento do sémen), quer devido à deficiência de condensação (macho demasiado jovem, macho estéril mas sexualmente ativo ou vasectomizado, qualidade insuficiente do sémen ou mesmo morte embrionária precoce). Apesar disso, os folículos de De Graaf transformam-se, em poucas horas, em corpos lúteos progestacionais que permanecem activos durante 15 a 19 dias, impedindo qualquer outra postura ovulatória. Esta é a fase da pseudogestação, também conhecida como gravidez nervosa. Inicialmente, os corpos lúteos desenvolvem-se e o útero evolui da mesma forma que durante a gestação, mas não atingem o tamanho nem os níveis de produção de progesterona dos corpos lúteos gestacionais. [meme]Os níveis de progesterona aumentam durante os primeiros 12 dias e depois começam a diminuir, desaparecendo entre os dias 15® e 18® (**Figura 27**). O fim da pseudogestação é acompanhado pelo aparecimento de comportamentos maternais e de construção de ninhos associados à rápida queda dos níveis de progesterona.

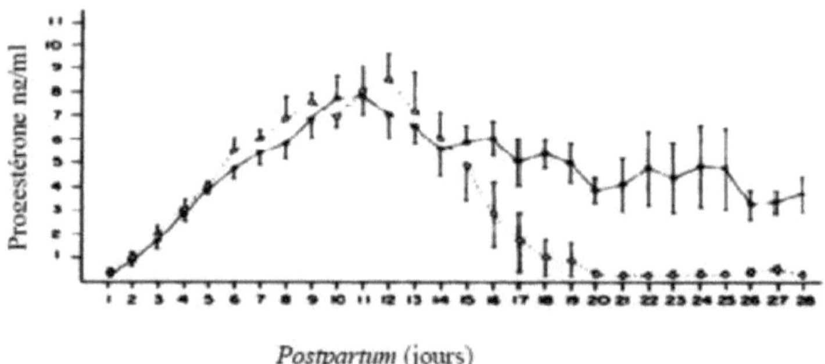

Figura 27: A concentração sërica de progërone em coelhas grávidas - e pseudogestantes 0.

VI. Dar à luz :

O parto é o conjunto de fenómenos mecânicos e fisiológicos que levam à expulsão do feto e dos seus anexos do trato genital feminino no termo da gestação. Todos estes fenómenos são controlados pelo sistema endócrino em consequência da rutura do equilíbrio estabelecido durante a gestação. No coelho, a gestação dura de 30 a 32 dias, mas às vezes é estendida para 33 a 34 dias. Geralmente, os coelhos nascidos após um período de gestação de 32 dias são mais pesados à nascença do que os nascidos após um período de gestação de 30 dias.

[meme]Quando chega a altura de dar à luz, a fêmea coça a ninhada nervosamente; este comportamento é observado entre os dias 25® e 27® de gestação. Ao mesmo tempo, os níveis sanguíneos de estrogénios e progesterona eram elevados (60 pg/ml e 9 ng/ml, respetivamente). Três dias antes do parto, os níveis de progestagénio diminuem e os de estrogénio aumentam. A fêmea tenta construir um ninho usando o seu pelo e o resto do seu corpo.

a cama (palha e aparas) no canto mais isolado; e afastar-se da caixa do ninho (**Figura 28**).

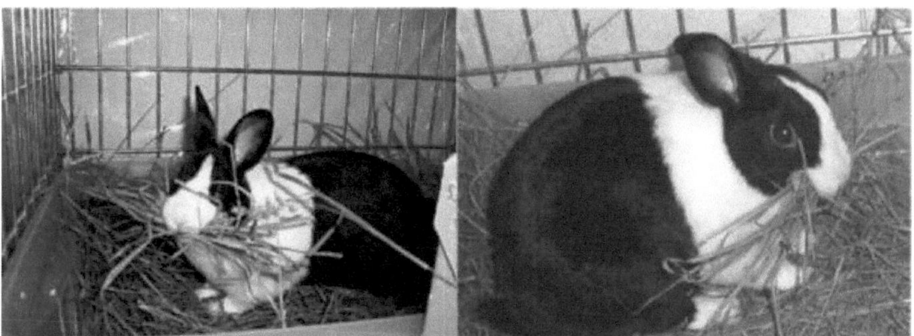

Figura 28: Construção do ninho.

Os pêlos utilizados são principalmente os do abdómen; ao retirá-los, a coelha liberta as suas tetas, o que facilita o acesso às crias (**figura 29**). Para além da sua função de manter as crias a uma temperatura óptima, os pêlos têm um efeito calmante graças a uma feromona chamada apaisina, que é segregada pela pele do ventre e que se encontra nos pêlos.

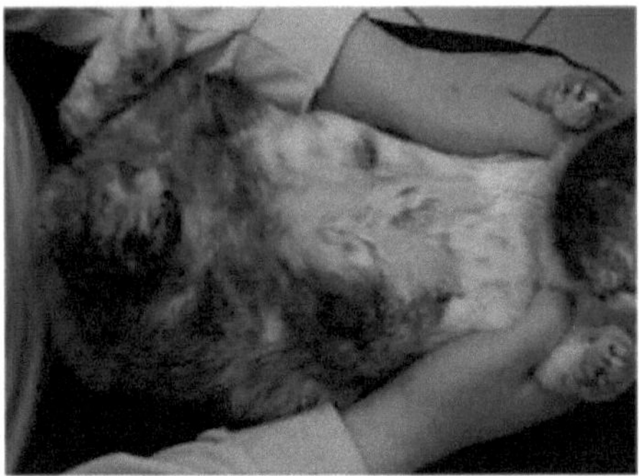

Figura 29: Remoção de pêlos abdominais numa coelha grávida.

O mecanismo de parturição é relativamente mal compreendido. Parece que o nível de secreção de corticóides pelas glândulas supra-renais de coelhos jovens desempenha um papel, como acontece noutras espécies, na sinalização do parto. As prostaglandinas do tipo PGF2a também desempenham um papel no início do parto. Os corticóides aumentam a produção placentária de estrogénios, o que leva ao início da lise dos corpos lúteos e a uma redução da produção de progesterona. Paralelamente, uma via nervosa proveniente da distensão do útero actua sobre o hipotálamo e completa os impulsos da via sanguínea para a produção de oxitocina (reflexo de Ferguson) (**Figura 30**).

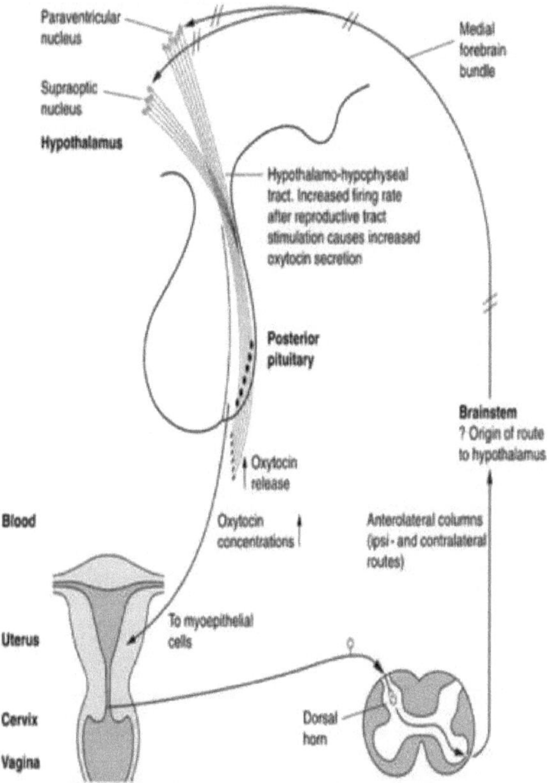

Figura 30: Reflexo neuroendócrino de Ferguson.

O parto ocorre geralmente de manhã cedo. A duração é de 10 a 14 minutos para as ninhadas grandes e de 5 a 7 minutos para as ninhadas médias. A fêmea cuida rapidamente de cada jovem logo que nasce: corta o cordão umbilical, lambe e limpa os resíduos de carcaças de carga deixados nos seus corpos. Em seguida, refugiam-se no ninho e começam a mamar. Os coelhos também consomem as placentas poucos minutos após o parto. Assim, a observação de placentas na caixa do ninho mais de uma hora depois pode ser considerada uma anomalia.

Após o parto, o útero regride muito rapidamente, perdendo mais de metade do seu peso em menos de 48 horas. A coelha é fértil imediatamente após o parto e sê-lo-á durante todo o período de lactação. erRelativamente ao recomeço dos ciclos foliculares após o parto, o primeiro ciclo folicular começaria durante a fase final da gestação. Por conseguinte, a taxa de coelhas receptivas (em estro) é muito elevada no dia do parto, mas diminui rapidamente 4 a 5 dias mais tarde, subindo depois para mais de 75% cerca de dez dias após o parto (**figura 31**). emeemeO ciclo folicular atinge o seu crescimento máximo no dia 9 *após o parto*.

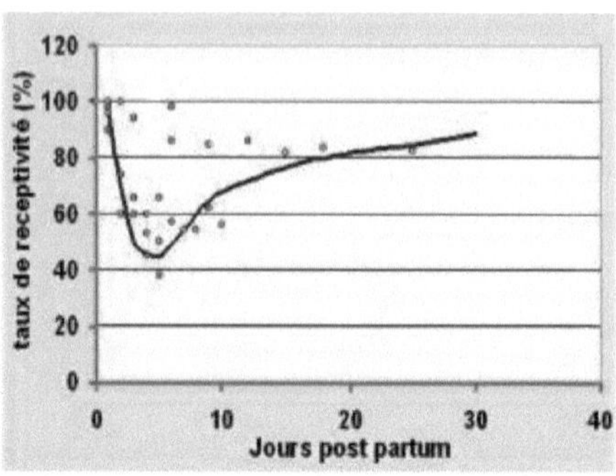

Figura 31: Alterações na recetividade durante o período pós-parto.

VI. Lactação :

Aquando do nascimento da cria, a glândula mamária está perfeitamente funcional, mas o seu nível de síntese é ainda baixo. Nesta altura, a redução rápida dos níveis de progesterona e a libertação de oxitocina estimulam a ação da prolactina, permitindo o aumento do leite. No momento do parto, o úbere da coelha contém 50 a 80 g de leite. Este tipo de leite chama-se colostro e o seu aspeto e composição são muito diferentes dos do leite (Ig, proteínas séricas, etc.). É consumido pelos coelhos jovens à medida que nascem.

Em cada teta, os estímulos mecânicos dos coelhos sobre as tetas tendem a induzir uma secreção imediata de oxitocina. A pressão intramamária aumenta então, permitindo a ejeção do leite, e as jovens coelhas esvaziam as tetas quase completamente. Observa-se uma descarga de prolactina (70-75 ng/mL de plasma) 1 a 5 minutos após o fim do tete-a-tete, durante cerca de 2 a 3 horas, induzindo a síntese de leite e a sua acumulação nas glândulas mamárias, a um ritmo constante, durante as 23 a 24 horas seguintes, até ao próximo tete-a-tete.

Os coelhos geralmente amamentam a sua ninhada apenas uma vez por dia e, embora surdos e cegos durante os primeiros dias, são eficazmente guiados para as tetas (8 a 10 funções) por uma feromona contida no leite da mãe. As coelhas jovens não têm uma teta atraída e mudam-nas frequentemente durante a curta fase de amamentação diária (3 a 5 minutos). A lactação das coelhas atinge o seu pico por volta dos 20-21 dias após o parto **(figura 32)** e depois aumenta mais ou menos rapidamente em função do seu estado fisiológico. É a partir do pico da lactação que os coelhos jovens começam a consumir alimentos sólidos e passam por uma transição dos alimentos lácteos para os alimentos sólidos, até ao desmame. O desmame tem lugar entre os 28 e os 35 dias, numa altura em que a fêmea já não tem praticamente leite.

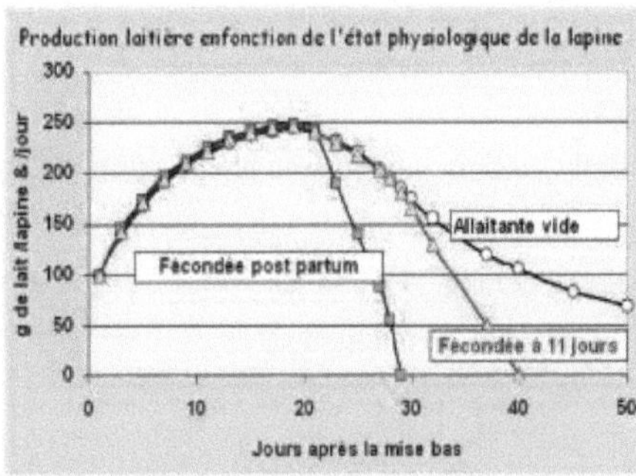

Figura 32: Evolução da produção ^Шёгс de coelhas simplesmente lactantes ou simultaneamente gestantes e lactantes.

A análise comparativa do leite de alguns mamíferos mostra que o leite de coelho é significativamente mais rico em protëinas, gordura e minerais (especialmente cálcio e fósforo). No entanto, é muito baixo em lactose (**Tabela 3**).

Quadro 3: Composição comparativa do leite de vaca, de cabra, de ovelha e de coelho.

Componentes em g/kg de leite	Vaca	Cabra	Ovelhas	Coelho
Matéria seca	129	114	184	284
Lactose	48	43	44	6
Óleos e gorduras	40	33	73	133
Proteínas	33,5	29	58	153
Minerais totais (cinzas)	7,5	8	9	24
Cálcio	1,25	1,30	1,90	5,60
Fósforo	0,95	0,90	1,50	3,38
Magnésio	0,12	0,12	0,16	0,37
Potássio	1,50	2,00	1,25	2,00
Sódio	0,50	0,40	0,45	1,02

VII.Ritmos reprodutivos :

O ritmo de reprodução é definido pelo intervalo de tempo entre dois nascimentos sucessivos, fixando o tempo mínimo entre o nascimento de uma coelha e o acasalamento que produz a ninhada seguinte. Isto é feito com o objetivo de controlar a produtividade numérica dos coelhos. Os ritmos mais utilizados na cunicultura são :

V   II.1 O ritmo intensivo ou pós-parto:

A reprodução tem lugar 1 a 2 dias após o parto. Nesta altura, quase todas as coelhas estão em estro e aceitam o acasalamento. O acasalamento é efectuado com o objetivo de obter a máxima produtividade, apesar de algumas desvantagens, como a redução do tamanho do recinto e da taxa de gravidez.

V   II.2 Ritmo semi-intensivo :

A reprodução tem lugar 10 a 12 dias após o arranque. Atualmente, este parece ser o ritmo mais razoável e mais frequentemente utilizado, graças aos melhores desempenhos zootécnicos obtidos.

V   II.3. Ritmo alargado :

As fêmeas são criadas após o desmame. A fertilidade e a recetividade são melhores, mas este ritmo raramente é adotado, pois só permite uma produtividade muito limitada por unidade de tempo e não utiliza todo o potencial do coelho.

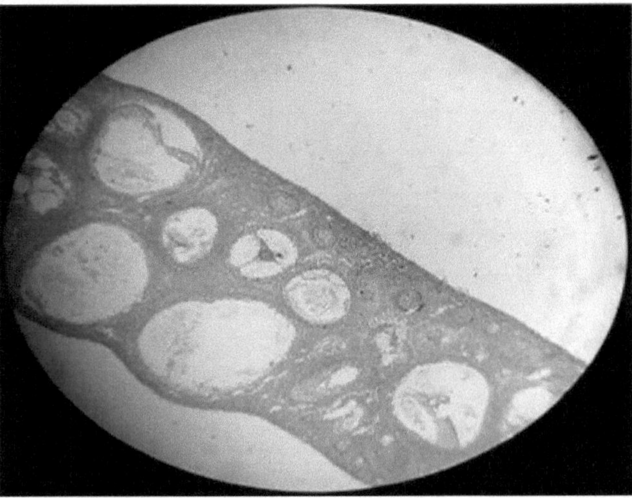

Figura 01: Secção histológica do ovário de uma coelha **GX40** (diferentes classes de folículos).

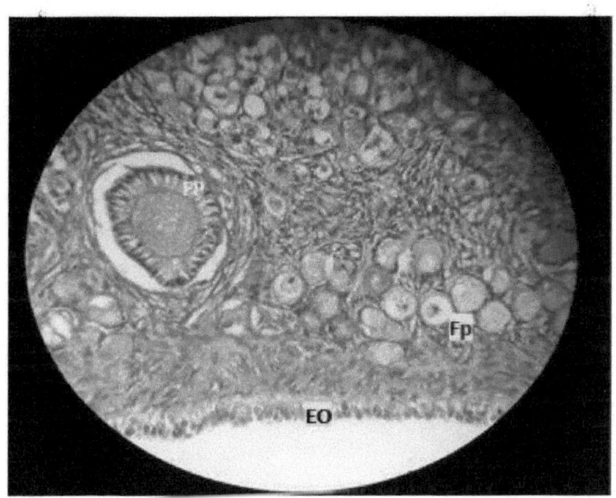

Figura 02: Crescimento folicular. **Fp**: Folículos primordiais; **FP**: Folículo primário; **EO**: Epitélio ovárico **GX100**.

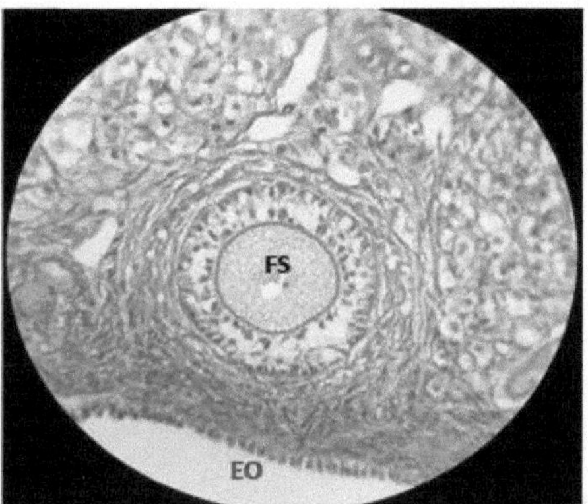

Figura 03: Crescimento folicular. **FS**: Folículo secundário; **EO**: Epitélio ovariano **(GX10)**.

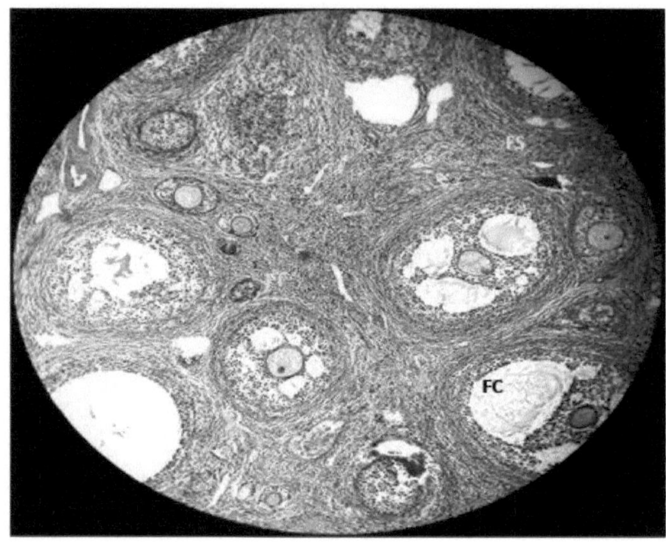

Figura 04: Crescimento folicular. **FS**: Folículo secundário; **FT**: Folículo terciário, **FC**: Folículo cavitário **GX40**.

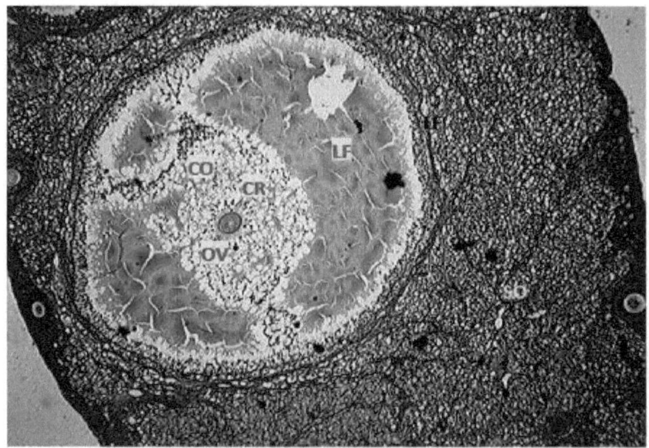

Figura 05: Folículo maduro ou folículo de De Graaf. **OV**: Oócito; **LF**: Fluido folicular; **CO**: Cumulus oophorus; **CR**: Corona radiata **GX100**.

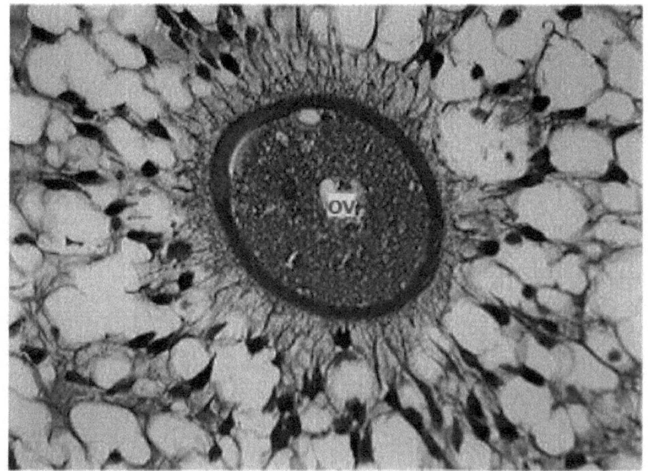

Figura 06: O oócito de um folículo pré-ovulatório. **OV**: oócito **GX400**.

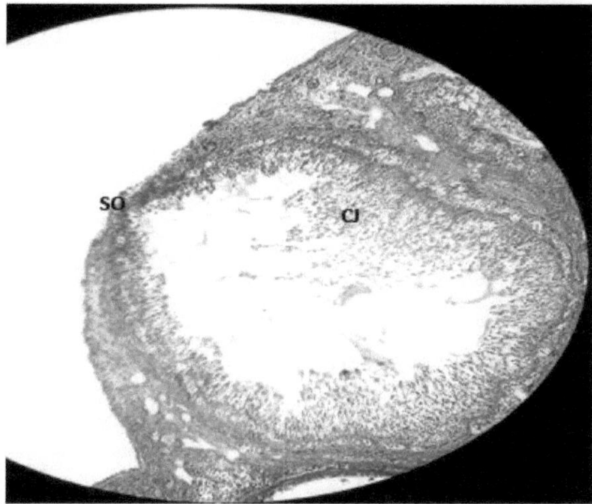

Figura 07: Luteinização (formação do corpo lúteo). **CJ**: Corpo lúteo; **SO**: Estigma de ovulação **GX100**.

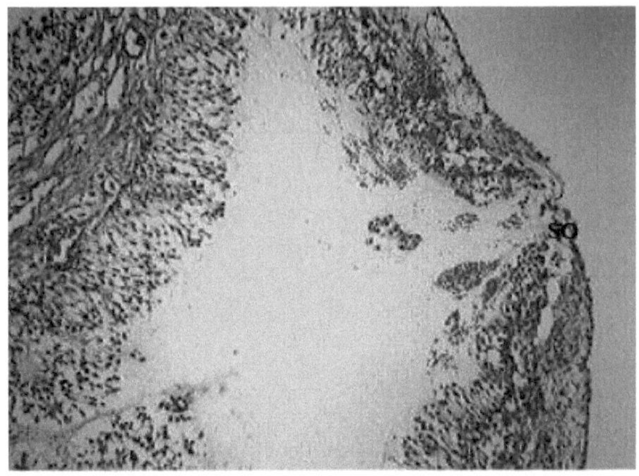

Figura 08: Ovulação (folículo rompido). **SO**: Estigma de ovulação; **GX100**.

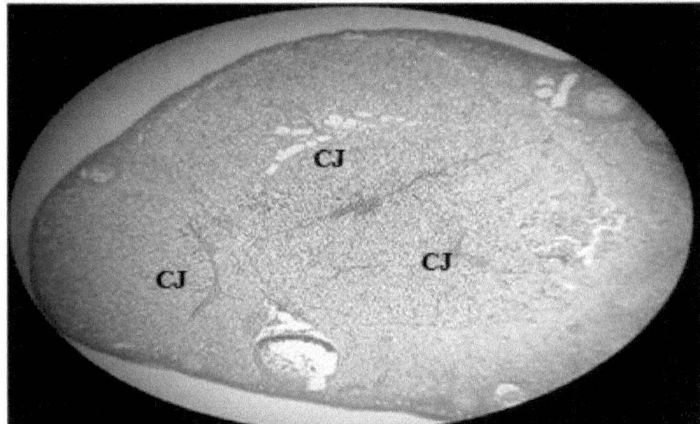

Figura 9: Corpos amarelos (**CJ**) **GX100**.

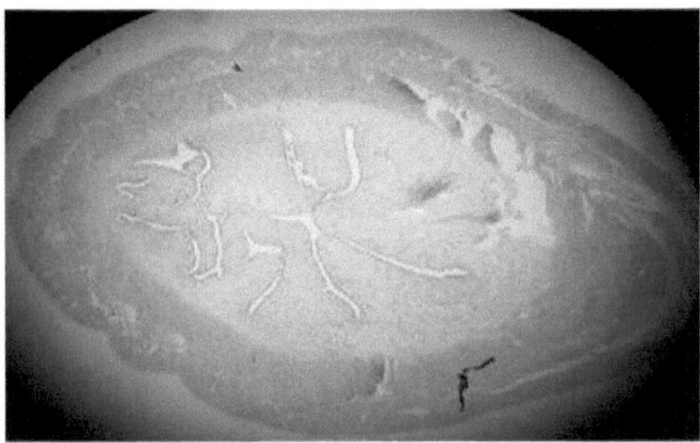

Figura 10: Mucosa uterina na fase de repouso **do GX100**.

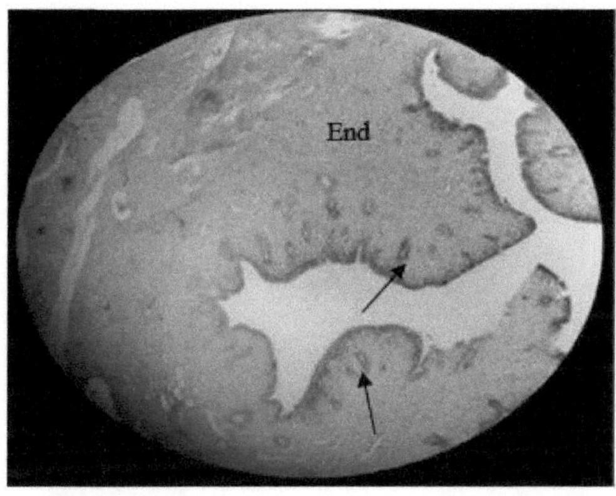

Figura 11: A mucosa uterina: (**End**) Endométrio; **GU:** Glândulas uterinas (setas) **GX100**.

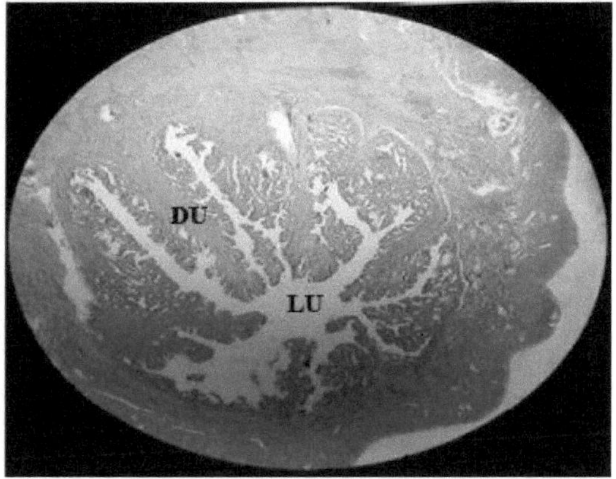

Figura 12: DU: Formação de renda uterina; **LU** : Lúmen uterino na Crescimento da **GX100**.

41

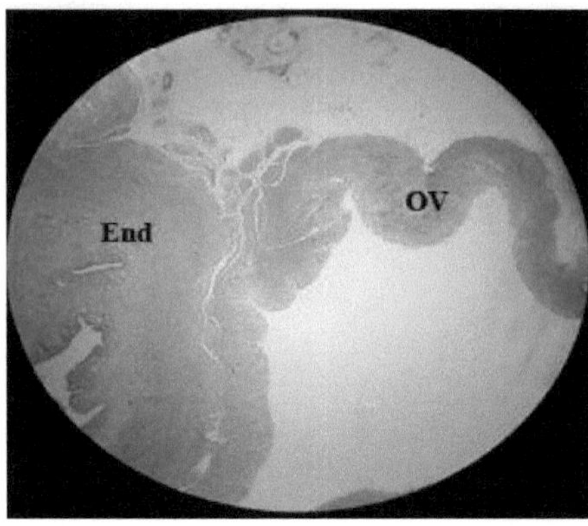

Figura 13: Secção histológica através do útero e do oviduto. **Extremidade**: Endométrio; **OV** : Oviducte **GX100**.

Referências

Adams G.P., Ratto M.H., Huanca W., e Singh J., 2005. Fator de indução da ovulação no plasma seminal de alpacas e lamas. *Biology of Reproduction*, 73, 452-457.

AFC e ITAVI, 1998. [eme]Memento de l'éleveur des lapins, питёго hors-serie de la revue " *Cuniculture* " Mars/Avril 1988, 7 edition.

Argente M.J., Santacreu M.A., Climent A., e Blasco A., 2008. Effect of intra uterine crowding on available uterine space per fetus in rabbits. *Livestock Science*, 114, 211219.

Barone R., 1973. [eme]Atlas d'anatomie du lapin. 2 edição. Masson, 91-95.

Belabbas R., 2009. Etude des principales composantes biologiques de la prolificite et facteurs de variation du poids icetnl chez la lapine de population locale (*Oryctolagus cuniculus*). *Mestrado em Ciências Veterinárias, Opção : Elevage et Pathologie Avicole et Cunicole*, Ecole Nationale Superieure Veterinaire, Alger, 141p.

Belabbas R., 2017. Caracterisation des performances de reproduction ciez le lapin de population locale. *These de doctorat Es-sciences, Specialite : Sciences Veterinaires*, Universite Saad Daileb, Blida I, 258p.

Bencheikh N., 1995. Effet de la frequence de collecte de la semence sur les caracteristiques du sperme et des spermatozoi'des recoltes chez le lapin. *Annales de Zootechnie*, 44, 263 -279.

Berepubo N.A., Nodu M.B., Monsi A., e Amadi E.N., 1993. Resposta reprodutiva de coelhas pré-púberes ao fotoperíodo e/ou à presença do macho. *World Rabbit Science*, 1(2), 83-87.

Bodnar K., Torok I., Hejel P., e Bodnar E., 1996. [th]Preliminary study on the effect of ejaculation frequency on some charactertics of rabbit semen. *6 World Rabbit Congress*, Toulouse, 41-44.

Bolet G., Garcia-Ximenez F., e Vicente J.S., 1992. Critérios e metodologia utilizados para caraterizar as capacidades reprodutivas de coelhos puros e cruzados em estudos comparativos. *Option Mediterraneennes, serie seminaires*, N°17, 95-104.

Bonnes G., Desclaude J., Drogoul C., Gadoud R., Jussiau R., Le Loc'h A., Montmeas L., e Gisele R., 2005. Reproduction des animaux d'élevage. 2 [eme]edição, Edição: Educagri, 407p.

Boumahdi Z., Belabbas R., Theau-Clement M., Bolet G., Brown P., e Kaidi R., 2009. Comportamento ao nascimento e estudos das alterações anatomo-histológicas dos úteros e ovários na fase *pós-parto* em coelhos. *Jornal Europeu de Investigação Científica*, Vol 34, N° 4, 474-484.

Bourdage R.J., e Halbert S.A., 1988. Distribuição de embriões e microesferas de 500-microM no oviduto de coelho: controlos para análise de movimento agudo durante o transporte. *Biology of Reproduction*, 38, 282-291.

Boussit D., 1989. Reprodução e inseminação artificial em cunicultura. Edição da Associação Francesa de Cunicultura, 233p.

Bouvier A.C., e Jacquinet C., 2008. Feromona no coelho: resultados técnicos preliminares sobre a utilização em explorações agrícolas em França. 9 [th]*World Rabbit Congress*, Verona, Itália, 10-13 de junho, 303-308.

Bunaciu P., Cimpeanu I., e Bunaciu M., 1996. Efeito da frequência de acasalamento na espermatogénese e no desempenho de coelhos reprodutores. [th]*6 Congresso Mundial de Coelhos*, Toulouse, 51-54.

Chavatte-Palmer P., Laigre P., Simonoff E., Challah M., Chesne P., e Renard J.P., 2005. [emes] Caracterisation de la croissance in utero par echographie chez la lapine. *ii Journees de la Recherche Cunicole*, 29-30 novembre 2005, Paris, 83-86.

Chretien F.C., 1966. A study of the origin, migration and multiplication of the germ-cells of the rabbit embryo. *Journal of Embryology Experimental Morphology*, 16, 591-607.

Driancourt M.A., 2001. Regulação da dinâmica folicular ovariana em animais de produção. Implicações para a manipulação da reprodução. *Theriogenology* 55, 1211-1239.

Fayez M., e Rashwan A., 2003. Comportamento dos coelhos em condições modernas de produção comercial. *Arch. Tierz, Dummerstorf,* 4, 357-376.

Foote R.H., e Carney E.W., 2000. O coelho como modelo para estudos de toxicidade reprodutiva e de desenvolvimento. *Reproductive Toxicology*, 14, 477-493.

Gabery, 1992. Les lapins : races-soins-elevage. Publicado por Rustica. Paris.

Gallouin F., 1981. Mecanismos fisiológicos da reprodução. Etat endocrinien de la lapine apres l'ovulation. *Cunicultura*, 8 (6), 294-297.

Gayrard V., 2007. Fisiologia da reprodução dos mamíferos. Ecole Nationale Veterinaire Toulouse, setembro, 198p.

Giannetti R., 1984. L^levage rentable du lapin. Publicado por Vecchi, 191p.

Gonzalez M.J., 2004. [th]Maternal behavior in rabbit: regulation by hormonal and sensory factors. *8 World Rabbit Congress*, Puebla (Mexico), September, 1218-1228.

Hawk H.W., 1982. Effect of acetylcholine, prostaglandins F2a and estradiol on number of sperm in the reproductive tract of inseminated rabbit. *Journal of Animal Science*, 55(4), 891-900.

Hill M., 1933. The growth and regression of follicles in the oestrous rabbit (O crescimento e regressão dos folículos no coelho em estro). *Journal of Physiology*, 80, 174-178.

Hulot F., e Mariana J.C., 1985. Efeito do gënotype, idade e estação do ano nos folículos pré-ovulatórios do coelho 8 horas após o acasalamento. Reprodução Nutrição e Desenvolvimento, 25, 17-32.

Iles I., Boukhari S., Belabbes R., Boulbina I., Zenia S., e AinBaaziz H., 2013. Relação entre as características externas da vulva e o comportamento sexual no coelho doméstico Aigerian. *Pesquisa Pecuária para o Desenvolvimento Rural*, 25, (8), 2013.

Joan Y., Landis Keyes P., e Richard C., 1980. Comparison of serum Progesterone, 20 a-Dihydroprogesterone and Estradiol-17e in pregnant and pseudopregnant rabbits: evidence for posimplantation recognition of pregnancy. *Biology of reproduction*, 23, 1014-1019.

Johnson M.H., e Barry J., 2002. Reproduction. *Sciences Medicales serie Pasteur*. Edição: DE BOEK universite, 298p.

Kranzfelder D., Korr H., Mestwerdt W., e Maurer-Schultze B., 1984. Follicle growth in the ovary of the rabbit after ovulation-inducing application of human chorionic gonadotropin. *Cell Tissue Research*, 238, 611-620.

Lebas F., Coudert P., De Rochambeau H. e Thebault R., 1996. Criação e patologia do coelho. FAO. Edição: Roma, 227p.

Lebas F., 2018. Cunicultura, biologia do coelho. <u>www.cuniculture.info</u> (acedido em 10/04/2018).

Machet E., 2006. Caracterisation de la croissance icetale in utero par echographie chez la lapine. *These pour le Doctorat Veterinaire*, la Faculte de Medecine de Creteil, França, 89p.

Mariana J.C., e Solari A., 1993. Proliferação de células foliculares e o efeito da FSH no início do crescimento folicular no ovário de coelhas com 30 dias de idade, estudados por marcação contínua com 3H-timidina. *Reproduction Nutrition Development*, 33, 63-67.

Marongiu M.L., e Gulinati A., 2008. [th]Avaliação ultra-sonora da dinâmica folicular ovariana durante a pseudogravidez precoce como ferramenta para investigar a síndrome de alta progesterona em coelhas. *9 World Rabbit Congress*. Verona, Itália, 10-13 de junho, 393398.

Millis T., Copland A., e Osteen K., 1981. Factores que afectam o pico pós-ovulatório de FSH na coelha. *Biologia da reprodução*, 25, 330-335.

Nizza A., Di Meo C., Taranto S., e Stanco G., 2001. Efeito da frequência de colheita na produção de sémen de coelho. *World Rabbit Science*, 10 (2), 49-52.

Peters H., Levy E., e Crone M., 1965. Oogenesis in Rabbits. *Journal Experimental Zoology*, 158, 169-179.

Perrot B., 1991. L^levage des lapins. *Coleção Verte Armand colin*, 127p.

Prud'hon M., 1975. Le lapin : Regies d^levage et hygiene. Physiologie de la reproduction: Mëthodes de reproduction, 87-106. *Informações técnicas dos serviços veterinários,* N° 51-54.

Quinton e Egron, 2001. Maitrise de la reproduction chez la lapine. *Le point veterinaire*, n° 218, agosto-setembro, 28-33.

Quintela L.A., Pena A.I., Barrio M., Viga M.D., Diaz R., Maseda F., e Garcia P., 2001.

Desempenho reprodutivo de coelhas multíparas em lactação: efeito de programas de lithing e uso de PMSG. *Reproduction Nutrition Development*, 41, 247-257.

Ratto M.H., Huanca W., Singh J., e Adams G.P., 2005. Efeito local versus sistémico do fator de indução da ovulação no plasma seminal de alpacas. *Endocrinologia e Biologia da Reprodução*, 3, 29.

Rodriguez J.M., Gosalvez L.F., Diaz P., e Gomez S., 1987. Evolucion de la poblacion de foHculos antrales de la coneja en torno al parto. Inv Agrar: Prod Sanid Anim 2, 65-76.

Salissard M., 2013. La lapine, une espece a ovulation provoquee Mëcanismes et dysfonctionnement associee : la pseudogestation. *Estes para obter o grau de Docteur Veterinaire,* l'Universite Paul-Sabatier de Toulouse, 105p.

Salvetti P., 2008. Produção de embriões e criopreservação de oócitos em coelhos: Aplicação à gestão dos recursos genéticos. *These de l'Universite de Lyon*, 180p.

Schober J.M., e Pfaff D., 2007. The neurophysiology of sexual arousal (A neurofisiologia da excitação sexual). *Best Practice and Research: Clinical Endocrinology and Metaboism*, 21 (3), 445-61.

Smelser G.K., Walton A., e Whetham E.O., 1934. The effect of light on ovarian activity in the rabbit. *Journal Experimental Biology*, 11, 352-363.

Theau-Clement M., 2008. Factores de sucesso da inseminação e métodos de indução do estro. INRA. *Productions Animales*, 21(3), 221-230.

Thibault C., e Levasseur M.C., 2001. La reproduction chez les mammiferes et l'homme. Edições INRA, 928p.

Vicente J.S., Lavara R., Marco Jimenez F., e Viudes-De-Castro M.P., 2008. Desempenho reprodutivo de coelhos após inseminação com extensor de acetato de buserelina. *Livestock Science*, 115, 153-157.

Villena F.E., e Ruiz Matas J., 2003. Técnico de pecuária, Volume 2, edição Cultural S.A. Poligon industriel Arroyomolinos, 256-266.

Yaou A., Kpodekon M., e Lebas F., 2009. Mëthodes et techniques d^levage du lapin : elevage en milieu tropical. www.cuniculture.info (acedido em 10/04/2018).

Ypsilantis P., e Saratsis Ph., 1999. Diagnóstico precoce da gravidez no coelho por ultrassonografia em tempo real. *World Rabbit Science*, 7 (2), 95-99.

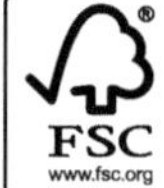
MIX
Papier aus verantwortungsvollen Quellen
Paper from responsible sources
FSC® C105338

Printed by Books on Demand GmbH, Norderstedt / Germany